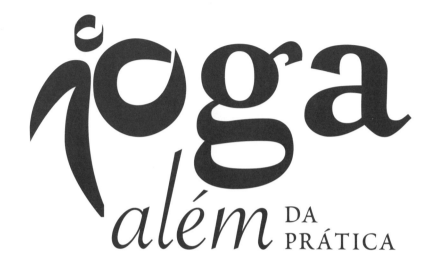

Teoria, exercícios e bate-papo com profissionais que utilizam a Ioga como fonte de juventude, sexo e emagrecimento

Ruth Barros e Mario Americo

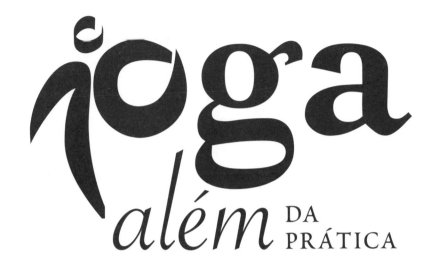

# Ioga além da prática

Teoria, exercícios e bate-papo com profissionais que utilizam a Ioga como fonte de juventude, sexo e emagrecimento

Integrare
EDITORA

Copyright © 2010 Ruth Barros e Mario Americo
Copyright © 2010 Integrare Editora e Livraria Ltda.

**Publisher**
Maurício Machado

**Supervisora editorial**
Luciana M. Tiba

**Coordenação e produção editorial**
Nobreart Comunicação

**Preparação de texto**
Adir de Lima

**Revisão**
Nicolas Brandão

**Projeto gráfico de capa e de miolo / Diagramação**
Nobreart Comunicação

**Fotos de orelha e miolo**
Marcia Zoet / illumina

Dados Internacionais de Catalogação na Publicação (CIP)
(Câmara Brasileira do Livro, SP, Brasil)

---

Barros, Ruth
Ioga além da prática : casos de profissionais que utilizam a ioga como
fonte de juventude, emagrecimento, sexo e atitude / Ruth Barros e Mario Americo.
– São Paulo : Integrare Editora, 2010.

Bibliografia.
ISBN 978-85-99362-47-1

1. Ioga I. Americo, Mario. II. Título.

---

10-05296                             CDD-291.436

---

**Índices para catálogo sistemático:**
1. Ioga 291.436

Todos os direitos reservados à
INTEGRARE EDITORA E LIVRARIA LTDA.
Rua Tabapuã, 1123, 7º andar, conj. 71-74
CEP 04533-014 – São Paulo – SP – Brasil
Tel. (55) (11) 3562-8590
Visite nosso site: www.integrareeditora.com.br

# Agradecimentos

Primeiro, obrigada ao Mario Americo, meu professor de Ioga que topou ser meu parceiro nesse projeto e a todos os entrevistados e fontes; à Marcinha Zoet, pelas fotos e à Ângela Dip, que posou na camaradagem com aquele corpinho que Deus lhe deu; às meninas da *Be Yoga*, à Andea Pedrinola, à Renata Kherlakian e à Patrícia Augusto, que vestiram esse corpinho e o do Mario também; ao Wander Soares, o melhor apoiador literário que uma garota poderia ter; ao Guilherme Araujo, que desde mocinho sabe que o outro também tem importância; à minha mãe, meus irmãos e minha grande e adorável família, que nunca me deixaram na mão apesar de já terem sido bem tentados a isso, ao Paulo Victor e ao Victor Khouri, que vieram jogar no meu time também. E quero dedicar esse trabalho ao meu pai, Raphael Tobias de Moraes e Barros.

Ruth Barros

# MENSAGEM DA ONG FUTEBOL SOCIAL

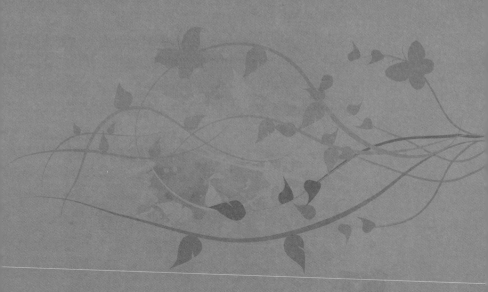

# Futebol Social: ganhar é virar o jogo!

O Futebol Social nasceu inspirado em uma fórmula que é ao mesmo tempo simples e inovadora: reunir populações excluídas através da magia e da força do esporte e lutar contra essa situação.

*Ganhar é virar o jogo*, reza nosso lema. É um movimento nacional contra a pobreza e a favor da paz. É uma espécie de pontapé inicial para que as comunidades se movimentem, as entidades se organizem e garantam aos jovens uma motivação extra. Utilizando o futebol, contribui para o fortalecimento de grupos sociais e incentiva transformações através de projetos de formação, capacitação, empreendedorismo e geração de renda. Essa teia é o propulsor de uma transformação, um resultado que aparece naturalmente.

A ONG surgiu como um projeto da Organização Civil de Ação Social (OCAS), que publica a revista Ocas, vendida desde 2002 nas ruas de São Paulo e Rio de Janeiro por pessoas

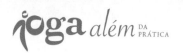

que têm neste trabalho a chance de transformação em suas vidas. A revista é membro da INSP (Rede Internacional de Publicações de Rua), que congrega mais de 100 publicações em 40 países do mundo.

A entidade organiza um campeonato nacional de futebol social que reúne equipes formadas por jovens ligados a entidades e movimentos comunitários de todas as regiões do país. Centenas deles disputam etapas locais e regionais e se encontram em uma grande final, que traz galeras de favelas e periferias das grandes cidades, ribeirinhos da Amazonia, comunidades indígenas e quilombolas, do sertão abandonado e aqueles que sobrevivem nas ruas para uma grande celebração do esporte.

Um dos resultados do movimento é a formação da seleção que representa o Brasil na Copa do Mundo de Futebol Social, a *Homeless World Cup*. Trata-se de um evento global que busca reunir e transformar a vida de milhares de pessoas que vivem em situação de exclusão, além de trazer à tona discussões relativas à pobreza e falta de moradia ao redor do mundo.

Com apoio de instituições como UEFA e ONU, de clubes com o Milan e Manchester United, de personalidades como Paulo Coelho, Eric Cantona e Rio Ferdinand e de empresas como Nike e Vodafone, o evento ocorre anualmente desde 2003, tendo como palco cidades como Melbourne, Cidade do Cabo, Copenhague, Milão, Rio de Janeiro e Paris. O torneio promoveu ou apoiou o desenvolvimento de mais de 70 programas socioesportivos nacionais e as estatísticas demonstram que mais de 70% dos participantes apresentam mudanças significativas em suas vidas.

Uma importante mensagem a ser transmitida é que o poder de transformação do esporte não tem barreiras. Independe de idade e classe social. Não requer estrutura, apenas força de vontade. Alivia o estresse das grandes cidades, proporciona melhoria na qualidade de vida, afasta vícios, motiva, cura doenças, ensina valores como companheirismo, coletividade, disciplina e respeito, proporciona momentos de integração, lazer e felicidade.

Incentivar o esporte e mostrar que a atividade física está ao alcance de todos é uma das grandes contribuições deste novo livro de Ruth Barros e Mario Americo, que desmitifica a ioga e mostra quão acessível é esse poderoso agente transformador. A força da milenar prática indiana é para todos e para um mundo melhor.

Agradecemos à autora, uma das grandes incentivadoras do Futebol Social e que segue contribuindo na disseminação do esporte e da atividade física como meios para uma vida melhor. À Integrare, nosso muito obrigado e congratulações por essa grande iniciativa. A ação da editora é mais um exemplo de como uma ideia simples pode resultar em uma proposta inovadora e de resultados expressivos; e ainda pode mudar a realidade de cidadãos até então excluídos.

Ganhar é virar o jogo!
Conheça mais em www.futebolsocial.org.br

Guilherme Araujo
Presidente – Futebol Social

# Sumário

MENSAGEM DA ONG FUTEBOL SOCIAL .................................................................. 7

INTRODUÇÃO        IOGA PARA NORMAIS ....................................................... 13

CAPÍTULO 1        COTIDIANO E OS MOMENTOS DE HORROR ................................ 23

                       PRÁTICA ................................................................ 37

CAPÍTULO 2        IOGA NA FONTE DA JUVENTUDE .................................. 45

                       RESPIRAÇÃO ......................................................... 48

                       ALÉM DA PELE ...................................................... 50

                       PRÁTICA ................................................................ 54

CAPÍTULO 3        IOGA E EMAGRECIMENTO ....................................... 59

                       COMIDA E PRAZER ................................................. 62

                       PRÁTICA ................................................................ 70

                       RECEITAS .............................................................. 82

CAPÍTULO 4        IOGA E SEXO .......................................................... 95

                       UM CORPO MAIS DISPONÍVEL ................................. 98

                       PRÁTICA ................................................................ 106

CAPÍTULO 5        IOGA E MUDANÇA DE ATITUDE ............................... 113

                       DO TER PARA O SER ............................................... 116

                       PRÁTICA ................................................................ 122

CAPÍTULO 6        IOGA, VOCÊ E OS OUTROS ...................................... 129

                       IOGA ATÉ A MORTE ............................................... 131

                       PRÁTICA ................................................................ 142

# INTRODUÇÃO

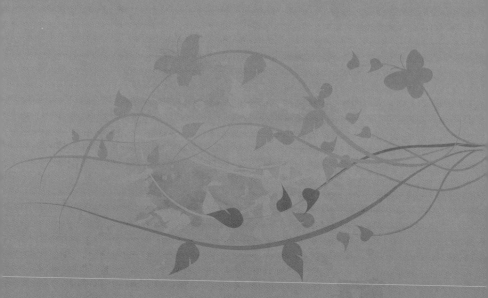

## IOGA PARA NORMAIS

A proposta deste livro é a aplicação prática da ioga para gente considerada normal – se é que isso existe. Gente que estuda, trabalha, quer parar de fumar, sonha com um grande amor, fica presa no trânsito, enfim, pessoas iguais a todos nós, iguais a você. É fundamental, desde logo, avisar aos não iniciados que o melhor caminho para entender o benefício proporcionado pela ioga não se revela por meio de teoria ou explicação, e sim ao praticar e sentir a partir da própria experiência. O desejo de mostrar essa convicção reforçou nossa intenção de procurar escrever de um jeito que tornasse esta leitura prazerosa.

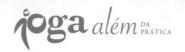

Para não nos limitar à quase inevitável discussão filosófica que ronda o assunto, apresentamos de imediato nesta introdução alguns benefícios já cientificamente comprovados pela prática da meditação, um dos alicerces da ioga. Em todos os seis capítulos, que abordam temas da vida como envelhecimento, sexo, cotidiano ou emagrecimento, há uma entrevista com profissionais e personalidades com trajetórias ligadas à ioga e que nos dão conta sobre a diferença que ela faz em suas vidas.

**Cuidar de seu jardim** — A intenção deste livro não é o aprofundamento ou defesa de nenhuma das várias linhas existentes na ioga e muito menos a tentativa de criar um novo estilo. Buscamos integrar vários conceitos focados em qualidade de vida, bem-estar, alegria e prazer. Usamos conceitos originais e algumas pequenas adaptações para fazer deles ferramenta de conservação do ser humano e do planeta. Quem cultiva seu jardim acaba cuidando melhor do grande parque que é o mundo.

Sem relação com qualquer religião, mas acatando todas as fés, valorizamos o divino que habita em cada um, sem pretensão de formar santos ou iluminados. Com todo o respeito pelos grandes mestres e estudiosos do assunto, procuramos outro tipo de linguagem, mais acessível e próxima ao dia a dia. Para quem quiser se aprofundar é um ponto de partida, até porque há boas sugestões de leituras na bibliografia. Mas, vale repetir, nada substitui a prática.

**Cabeça vazia** — Mostramos posturas e técnicas de respiração, ferramenta básica da prática, diretamente ligada ao nosso estado de espírito e com reflexos profundos no físico, facilitando inclusive a meditação. Por sua vez, ela desacelera o ritmo mental melhorando a capacidade de concentração e o foco. Esvaziar a cabeça é muito mais difícil do que parece, mas há algumas técnicas e dicas para facilitar o caminho. Ioga alinha o eixo central, a coluna vertebral, por onde o cérebro envia seus comandos. Os resultados de um alicerce corporal em melhores condições são menos dores nas costas, melhoria dos problemas de mobilidade, mais ânimo e alegria. Quando focamos no corpo nos desligamos do mundo externo, diminuímos os turbilhões da mente, o que se traduz em menos ansiedade. Corpo são em mente sã. A máxima dos antigos gregos continua valendo na ioga, cuja tradução do sânscrito significa justamente união.

Ioga, yoga, ou yôga como anda na moda? Optamos por ioga, uma vez que é assim registrado pelo Aurélio, sinônimo brasileiro para dicionário, escrito por outro mestre, o Buarque de Holanda Ferreira. Também orientados por ele demos prioridade ao português em detrimento do sânscrito, língua-mãe da ioga. Isso porque acaba sendo cansativo toda hora ter de checar o que quer dizer mesmo aquela palavrinha com um significado tão comprido. Namastê! Essas três sílabas significam, aproximadamente, o divino que habita em mim saúda e respeita o *divino que habita em você*. Percebeu? Sânscrito, então, só quando indispensável.

**Primeiros passos** — Ioga é mais que simples trabalho corporal, é um jeito de ver o mundo e viver a vida de maneira agradável, mais pacífica e prazerosa. Já era conhecido ancestralmente, mas foi

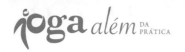

descrito por Patânjali, sobre quem pouco se sabe. Nem a data em que teria vivido é certa, as estimativas variam em 800 anos, entre os séculos IV a.C. e IV d.C. Poderíamos dizer que foi uma espécie de Moisés da ioga. Assim como o profeta entregou ao mundo os Dez Mandamentos, Patânjali codificou a ioga clássica através de seu Yoga Sutra, onde estabeleceu os oito estágios para se atingir o autodomínio, a paz, a comunhão com nossa essência.

Os oito passos ou estágios são:

1. *Yama é a raiz da ioga e abrange cinco princípios morais universais, atitudes e obstáculos a serem superados: Ahimsa (não-violência), Satya (veracidade, não mentir), Asteya (não roubar), Brahmacharya (equilíbrio, comedimento e autodisciplina) e Aparigraha (desapego). Seguindo esses mandamentos éticos a pessoa disciplina os órgãos da ação, os órgãos reprodutores e dos sentidos.*

2. *Niyama são cinco princípios de autopurificação, mandamentos pessoais que auxiliam a disciplina individual, práticas para o desenvolvimento interior: Saucha (purificação do corpo e da mente), Santosha (contentamento), Tapas (determinação), Svadhyaya (busca do autoconhecimento) e Ishvarana-pranidhana (devoção).*

*Yama e Nyama fazem com que a gente viva melhor conosco e com os outros, melhoram nossa saúde mental, emocional e espiritual e controlam nossas emoções.*

3. *Asanas são posturas, fortalecem, trazem flexibilidade, equilíbrio e estabilidade. Eliminam as tensões, melhoram a saúde e a circulação, proporcionando bem-estar e aumento da vitalidade.*

4. *Pranayama é controle rítmico da respiração. Fortalece a energia vital, o prana.*

5. *Pratiahara é o domínio dos sentidos para evitar sucumbir aos desejos externos, voltando o foco para a essência.*

   *Pranayama e Pratiahara são muito ligados. O controle da respiração diminui o ritmo da mente, que se torna menos dispersa e mais serena.*

6. *Dharana é a concentração, mente direcionada para um único foco, que já é um caminho para o sétimo passo.*

7. *Dhyana é a meditação – acalmar os turbilhões da mente, eliminar julgamentos, comparações ou conceitos pré-estabelecidos para olhar para dentro, sem interferências externas.*

8. *Samadhi é a união do corpo, mente e alma com o divino, a iluminação.*

   *Dharana, Dhyana e Samadhi conectam o praticante com sua alma, sua essência, harmonizando-o com seu próprio eu e com o Universo.*

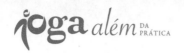

Quem pratica percebe a mudança. Cultivando esses princípios éticos desenvolvemos amor, respeito e compaixão, começando por nós mesmos e expandindo esses sentimentos aos outros. Sem maiores traumas, como consequência da evolução natural do processo, surge um ser humano melhor.

**Meditação e ciência** — A guru Sangat Kaur, professora adjunta do Departamento de Patologia e Epidemiologia da Universidade Federal de Minas Gerais (UFMG) e de kundalini ioga, doutora em Epidemiologia na Freie Universität Berlin, Alemanha, confirmou resultados já cientificamente comprovados pela prática da meditação no curso *Mente e Meditação – o Olhar da Ciência Sobre os Benefícios da Meditação*, realizado em maio de 2009 na Faculdade de Medicina da USP. A médica citou como suas principais fontes os livros *The Zen and the Brain*, escrito pelo neurologista e praticante de zen, James H. Austin, e *Longevidade do Cérebro*, de Dharma Singh Khalsa, editado em português pela Objetiva.

Segundo esses e outros estudos, a prática coloca o organismo em estado hipometabólico, ou seja, o consumo de oxigênio cai 20%. Só para comparar, quando dormimos essa economia de oxigênio não passa de 8%. Com isso a atividade celular diminui e o corpo descansa, sendo mais poupado. Há redução do lactato sanguíneo, marcador de estresse e ansiedade, aquela substância que produzimos nos excessos de atividade física, responsável por causar dor e desconforto. A serotonina e melatonina, hormônios do bem-estar e do sono aumentam, diminuindo o cortisol, outro causador de estresse.

Ocorrem alterações benéficas dos parâmetros de envelhecimento, audição, pressão e visão de curta distância. O risco de doenças cardiovasculares cai 80% e o de câncer 50%. A secretação do DHEA, o celebrado hormônio da juventude, cresce 47% na mulher e 23% nos homens. O porcentual mais camarada feminino é simplesmente compensação da natureza – por suas características o corpo da mulher consome mais DHEA. O sono melhora e há aumento do limiar da dor.

Para auferir esses benefícios ninguém precisa passar a vida imerso em meditação. Os estudos foram feitos com pessoas que têm uma pratica diária entre três e 11 minutos. Kaur listou ainda oito trabalhos de grandes centros científicos mundiais ao alcance do *mouse* para quem domina inglês e quer saber mais sobre o assunto:

- *Spirituality in the Context of Chronic Illness.* Tsevat, Joel. Department of Internal Medicine University of Cincinnaty (HIV);

- *Spirituality, Immunity, and Emotional Well-Being.* Rosenfeld, B. Fordham University;

- *Spirituality and Interleukin-6 levels in the Blood.* Breitbart, W. S-Kettering Cancer Center;

- *Prayer as Therapy.* McCaffrey et al. Harvard Medical School;

- *Kundalini Yoga Technology for Psychiatric Diseases.* Shannahoff K. University of California;

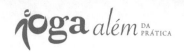

- *Kundalini Yoga Technology for Brain Balance*. Shannahoff K. University of California;

- *Neuroendocrine Mechanisms in Yoga Treatment for Insomnia*. Sabir Khalsa. Harvard Medical School;

- *Brain Balance and Shabd Guru*. Dharma Khalsa Penn State Medical School.

**Asanas** — Os nomes dos asanas são poemas em si mesmos. Alguns são baseados em fábulas, lendas e deuses da mitologia hindu, outros em animais. Virabhadrasana é a postura do guerreiro que comandava o exército de Shiva. Bhujangasana é a postura da cobra. Todos os seres são respeitados, como se desde então soubessem que no futuro teriam seu valor reconhecido para o equilíbrio da natureza.

Asanas não são meros exercícios de ginástica, são posturas. Elas têm de ser firmes e confortáveis, fortes, mas sem tensões. Usa-se apenas a força necessária para se manter estável. O esforço é, à medida do possível, desafiar os limites sem que isso implique sofrimento. O ideal é que se consiga relaxar nos asanas. Garantem um físico harmonioso, forte, elástico e saudável. São importantes pela maneira que treinam e disciplinam a mente através do corpo. Para a ioga, o corpo é veículo para a mente, para o divino.

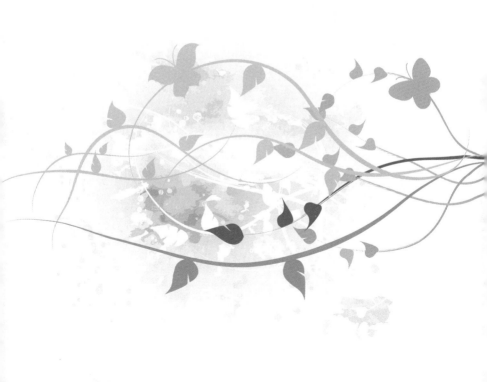

# CAPÍTULO UM

# Cotidiano e os momentos de horror

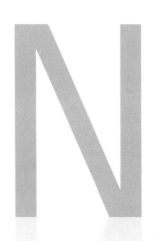

Ninguém precisa virar monge, praticante assíduo ou dependente para usufruir dos benefícios da ioga. As pequenas situações cotidianas também podem ser englobadas por ela, até para que não se tornem momentos de horror; por exemplo, um engarrafamento no trânsito que acaba com o seu bom humor e até com seu dia. E trânsito tem sido questão de vida ou morte, não apenas pelos acidentes que um pouco de paciência evitaria, como pelas inúmeras vezes em que desavenças desse tipo são resolvidas à bala.

A ioga desacelera a mente, melhorando o discernimento, a concentração e o equilíbrio. Isso ajuda a combater não só situações de tensão em trânsito como também problemas

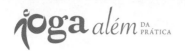

financeiros, de trabalho, raivas e conflitos diários que tiram nosso sono e nossa paz. E tudo isso sem perder a noção nem do real nem do perigo. Muitas vezes o horror está dentro da gente. É comum que um problema esteja mais na forma de lidar com ele que no fato em si.

Santo remédio – A situação normalmente é mais simples do que parece. Acalmar-se para ter a verdadeira perspectiva do que estamos enfrentando pode não ser a solução, mas não deixa de ser um bom caminho. Quando a gente encara a realidade, o problema na maioria das vezes parece menor que no primeiro momento. Isso não é fórmula mágica de manual de autoajuda contra sofrimento, sentimento que afinal de contas faz parte da vida. Trata-se apenas de avaliar se realmente é caso de se submeter a tal situação e de que jeito. Pode acabar em comédia. Saber rir, ainda mais de si mesmo, é um santo remédio.

Rodrigo Yacubian Fernandes é médico radiologista do Hospital Albert Einstein e mestre de ioga. Usa a técnica em pacientes psiquiátricos e oncológicos cujos problemas de saúde, normalmente combatidos com medicamentos tarja preta, não são exatamente imaginários. Ele vê ganhos imensos nessas situações às vezes extremas: "Uma vez que a pessoa pratica e passa a entender um pouco do que se trata, a se aprofundar na prática, a se disciplinar, com certeza vai se sentir mais estável, mais firme, mais forte, mais corajosa para enfrentar o que for, seja em termos de desequilíbrio no corpo ou na mente, de uma maneira melhor". Veja a íntegra da entrevista na sequência.

**Tempos modernos** — Mesmo quem não é fã de jornais percebeu a crise que se abateu sobre o planeta em 2008. Fenômeno democrático que não poupa ninguém e que, apesar de alguns estarem mais bem aparelhados para lidar com ele pelo menos nos aspectos materiais, tirou o sono de muita gente. Épocas de risco de perdas podem ser um bom momento para trabalhar o desapego. Afinal de contas, talvez seja necessário realmente abrir mão de coisas que nos são caras. Quem sabe se descubra que é perfeitamente possível viver bem sem elas? Felicidade é sentimento que não obrigatoriamente está vinculado a bens terrenos.

Crescimento também pode chegar embutido em crises. Esperar para ver o que vai acontecer é aconselhável nessas horas, para saber como agir e até tirar proveito das dificuldades. O medo não pode vencer a esperança e ele muitas vezes se torna maior que o problema em si, agravando-o ainda mais. Prevenção é bom, mas nem tanta que engesse a vida. O futuro ainda vai chegar – se chegar – e o passado já foi. A única coisa concreta é o presente.

**Enquanto seu lobo não vem** — Os exercícios e respirações que se seguem são práticos e fáceis. Podem ser feitos em qualquer lugar, em casa, no carro ou no trabalho, amenizando os esforços cotidianos. A rotina por vezes se torna tão massacrante que a gente nem percebe mais como está levando a vida a ferro e a fogo. De tanto reagir automaticamente, não se sabe mais como tirar proveito de situações corriqueiras, ou evitar maiores danos em coisas que não precisam ser tão desgastantes. Melhorar essa rotina torna o dia mais produtivo, mais proveitoso, é um *upgrade* geral na qualidade de vida.

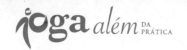

Respirar lenta e profundamente acalma, serena. A respiração curta e ofegante está sempre ligada à ansiedade, ao medo e estresse. O controle do tempo e profundidade da respiração é uma espécie de chave de todo esse trabalho que desenvolveremos aqui. Com ele, vamos fortalecer músculos como o diafragma, pouco utilizados quando a respiração é curta. Outra orientação também é prestar atenção nos ombros. A tentação de elevá-los durante inspirações profundas é grande e devemos combatê-la. Além do movimento desnecessário, causa tensão no trapézio[1] e dificulta a respiração baixa e profunda, sobre a qual falaremos a seguir.

Julgar e comparar ou alimentar imensas expectativas são fontes de tensão, principalmente quando se trata de autojulgamento. O pior é que a tendência é se julgar de modo severo ou condescendente. Para não errar o ponto o melhor é abster-se. Experimente sem criar obstáculos, sem se preocupar com o resultado. Dê-se ao direito de descobrir até onde pode ir, surpreenda-se. Em vez da familiar ansiedade em chegar, procure um novo olhar para curtir o caminho. Lembre-se de que a forma como se completa a jornada pode fazer toda a diferença em qualquer viagem.

**O médico e o mestre** — Médico e ex-capitão da seleção brasileira de Polo Aquático, onde jogou de 1992 a 1999, Rodrigo Yacubian Fernandes não se limita a ser fervoroso praticante de kundalini ioga. Ele aplica suas técnicas também em pacientes com câncer ou distúrbios psiquiátricos no Hospital das Clínicas

---

[1] Músculo da região posterior do tronco e do pescoço. (N.E.)

COTIDIANO E OS MOMENTOS DE HORROR

de São Paulo e no Albert Einstein, onde trabalha como radiologista com foco em medicina esportiva.

Se existe acaso, pode-se dizer que a ioga entrou em sua vida por suas portas, ou talvez na esteira de alguma coisa que procurava desde que era estudante da USP. Afinal, como ele gosta de lembrar, "sempre estive muito ligado em questões de espiritualidade. Li bastante sobre budismo, meditação, procurando aquietar as inquietações que todo ser humano tem, e voltei-me para o autoconhecimento na busca desses questionamentos humanos".

Terapia também fez parte dessa cesta básica de procura. Um livro sobre meditação levou Rodrigo ao próximo passo. "Era o que eu queria. Fiquei meses meditando e cada vez me sentindo melhor." Depois de 11 anos de formação entre a faculdade e o Hospital das Clínicas, fez um estágio na Califórnia, onde já tinha morado por seis meses, jogando polo. Nessa volta em 2004, já casado, o primeiro inverno o encontrou em plena depressão: "Não conseguia nem mais meditar", recorda-se o médico. Na entrevista a seguir, ele explica como conseguiu forças para vencer suas dificuldades.

### Como foi o caminho entre a depressão e o encontro da ioga?

Pesquisei no Google associando meditação e depressão e o que mais me chamou atenção foi um artigo muito bem escrito sobre kundalini ioga para ajudar pacientes psiquiátricos. Mandei um e-mail para o autor, David Shannahoff, e nesse mundo imenso que a rede põe a nossa disposição, para minha surpresa, ele

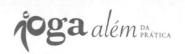

estava a uma distância de três prédios. Podia ver pela janela o seu Institute for Nonlinear Science, University of California (Instituto de Ciências não Lineares da Universidade da Califórnia).

Fui recebido pelo Bubba, um golden retriever maravilhoso, meu primeiro contato com a kundalini ioga. A seguir veio o David com um turbante, símbolo de sua conversão aos Sikhs. Ele separou alguns exercícios para mim e comecei a praticar. Faço diariamente desde então, tenho aproximadamente 1.500 práticas. Logo depois dos 10 primeiros dias fiquei bem, com disposição para fazer qualquer coisa. Acredito muito em psicoterapia e esporte. A atividade física estabiliza as pessoas, a medicação pode ajudar, mas o que mais vai à essência é a meditação. A kundalini ioga foi o que me trouxe mais benefícios.

**E disso tudo o que veio para as terras brasileiras?**

Meu trabalho é espelho do David, que me encarregou de divulgá-lo no Brasil por ser médico, conhecer ioga e ter passado por uma situação de dificuldade. O trabalho é específico para cada paciente. Existe no Einstein um grupo de Medicina Integrativa que reúne a medicina tradicional alopática ocidental com outras medicinas que chamamos de complementares, já que medicina alternativa pode ser entendida como coisa esotérica. Elas incluem medicina chinesa, ayurvédica, acupuntura e Reiki. Empregamos algumas técnicas que ajudam ainda mais os pacientes com câncer, meditações que diminuem o medo e a ansiedade. Trabalho também em um espaço de ioga frequentado por vários pacientes psiquiátricos, de ansiosos e bipolares a depressões graves, tenho até paciente com diagnóstico de esquizofrenia.

### Como é a aferição científica da ioga no trabalho médico?

Não gostaria de dar certezas e afirmações definitivas. A certeza é inimiga da expansão para o infinito, que é a natureza da mente humana. A dúvida é uma dádiva. Há publicações na literatura médica, mas é sempre uma amostragem de benefícios mais amplos. Usando a ciência convencional fica difícil mensurar, não existem exames que demonstrem exatamente o que está acontecendo. Mais recentemente, alguns exames de ressonância magnética funcional (RMF) e magnetoencefalografia (MEG) têm evidenciado prováveis atividades cerebrais relacionadas a tarefas específicas, inclusive práticas de meditação.

### O que se mostra, o que acontece?

Com as atividades da kundalini ioga há algumas evidências de uma conexão. Alguns exercícios estimulam simetricamente o lado esquerdo e o direito do cérebro, uma sincronicidade entre os dois hemisférios. Vamos dar o exemplo de uma postura de ioga, geralmente desconfortável, e que não se está habituado a ela. O que acontece? Nossa consciência, nossa mente, manda uma mensagem para que fique naquela postura. O seu corpo físico não gosta e quer mudar para uma postura mais agradável, mais habitual. Se você tem persistência e sua mente está treinada o suficiente para que mande o comando para que permaneça e o corpo obedece, está criando assim uma mudança de hábito. Você consegue treinar cada vez mais sua consciência, sua mente, para que passe a tomar conta e a administrar suas formas de se manifestar.

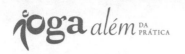

**E isso dá para ser mensurado, era isso que estava dizendo?**

Não. Mas alguma coisa tem sido demonstrada. Foi comprovado em estudos sobre um dos pranayamas da ioga, na respiração por narinas alternadas, que ao tampar a narina direita, respirando pela esquerda, se estimula mais o hemisfério direito e o sistema nervoso parassimpático. A resposta é que existe um relaxamento, diminuição da frequência cardíaca e da pressão arterial. Na ioga isso é relacionado com energia lunar, uma energia mais branda, mais amena. Em contrapartida, quando se tampa a narina esquerda e respira pela direita, o hemisfério esquerdo está entrando em maior atividade. A gente sabe pelo estudo de anatomia e medicina convencional que ele está mais correlacionado com as ações, com a parte lógica, seria chamado hemisfério da razão.

**Alguma outra evidência indicada pela ciência convencional?**

Eu empregaria mais palavras como 'parece haver' ou 'mudanças podem ocorrer' do que afirmações convencionais. Há, porém, algumas sugestões – e aqui deixo bem claro que não é cientificamente provado, pelo menos como a ciência convencional gostaria – relacionadas ao uso de alguns mantras. O que o mantra faz, independente do significado, é uma vibração, principalmente no céu da boca que é uma região muito enervada. E existe uma proximidade muito grande com três glândulas, a hipófise, o hipotálamo e a pineal, muito perto da base do crânio. A integridade do eixo hipotálamo-hipófise é fundamental para o bom funcionamento do organismo. Vibrando essa região, de alguma maneira – e é difícil a ciência convencional provar –, elas entram em um estado vibratório também e alguns padrões são mudados. Existe uma conexão maior entre o sistema glandular e o sistema nervoso. Com a entoação repetitiva de mantras pode haver uma mudança vibracional nas regiões onde o eixo hipotálamo-hipófise reside e então mudanças de secreções, sensações e paradigmas podem ocorrer, com maior conectividade entre o sistema glandular.

### E por que isso é importante?

Seria importante falar que todo praticante de ioga e de meditação por si só é um cientista. Ele experimenta em si mesmo, é a própria cobaia de suas experiências. As experiências são pouco compartilhadas em palavras, é difícil expressar o que se vivencia no estado meditativo. O praticante já é um curioso, um pesquisador nato, principalmente de conexões, conexões com o próprio ser, de todo sistema nervoso e glandular com uma conexão maior, com uma identidade universal, uma energia que está fluindo em todo o Universo. Todo praticante que leva a sério e aprofunda pode ter experiências e sensações que valem muito. É isso que persiste, faz com que a ioga esteja aí até hoje sendo divulgada. Eu sempre convido os colegas, amigos que me perguntam o que é a ioga, a sentar e experimentar.

### O fato de o praticante ser seu próprio vetor torna a ioga muito empírica, fica mais sensorial que comprovada?

Esse é um ponto interessante. Existem comprovações de melhorias e benefícios não tão materiais e palpáveis

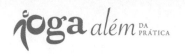

quanto outras convenções que a ciência faz. Um trabalho do David, por exemplo, acompanhou e avaliou três grupos de pacientes com sintomas de distúrbio obsessivo-compulsivo. Um foi ajudado com medicações, outro com psicoterapia e o terceiro com kundalini ioga. Dentro da escala usada, uma escala subjetiva, de qualidade de vida, os pacientes praticantes de ioga tiveram melhores resultados que os da medicação ou da psicoterapia.

Vou agora fazer uma afirmação mais perturbatória que esclarecedora. Para o iogue existe mente e existe cérebro. O cérebro é um órgão fantástico, muito complexo e a mente está conectada com o cérebro, mas não necessariamente é a mesma coisa. Para o iogue, a mente existe separada do cérebro, não desconectada, como uma entidade além do cérebro.

### O que acontece grosso modo?

Mudam as conexões. O que acontece no cérebro, o que os exames sugerem, é que algumas áreas podem ser mais ou menos ativas porque existe mais fluxo sanguíneo indo para lá. De uma maneira bem simplificada, a ressonância mede para onde tem mais sangue indo, ou seja, provavelmente naquela região a atividade cerebral é maior. Mas não necessariamente está mapeando a mente e sim vendo como o cérebro está funcionando por causa de um estímulo. Mostra que existem alterações de padrões da irrigação do cérebro, eu diria isso. Não há a menor dúvida de que isso pode vir a ser uma comprovação muito agradável de que meditação e ioga ajudam o desenvolvimento das atividades cerebrais. Mas ainda é cedo para resultados esclarecedores e definitivos.

**O senhor tem usado técnicas de ioga tanto em pacientes com câncer como em pacientes com distúrbios psiquiátricos. Como isso está funcionando em sua prática?**

A forma é semelhante tanto na oncologia como na psiquiatria, aborda o ser humano de uma maneira global, focalizando mente-corpo, fortalecendo essa conexão. Quando o paciente tem um diagnóstico de câncer aparecem turbilhões de pensamentos entre ansiedade, medo, desestruturação, que são inerentes não só ao diagnóstico como também aos tratamentos debilitantes, por vezes mutilantes, de quimio e radioterapia. Tudo isso favorece um quadro depressivo, de ansiedade generalizada, de medo, medo perante a doença, ante o tratamento e diante da morte. Aí entram técnicas de meditação exatamente para fortalecer, para que a pessoa enfrente de maneira geral mais forte o medo do diagnóstico, da doença, da morte, a ansiedade em relação a tudo que está por vir. Isso é inerente no paciente com câncer, uma doença que assusta as pessoas. Às vezes nem seria tão grave assim, mas só o diagnóstico já é muito impactante.

**E como os pacientes convivem com a prática?**

Treinamento, disciplina e comprometimento são valores fundamentais no indivíduo disposto a praticar. Arrisco dizer que é um método bastante seguro e de muito bons resultados, desde que se pratique adequadamente. E não é parte da cultura ocidental, e menos ainda da brasileira, a pessoa ter disciplina e fazer uma prática diária, sem ter uma resposta imediata – às vezes é imediata, mas pode demorar dias, meses para que os benefícios apareçam. Existe essa diferença, essa dificuldade de

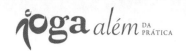

a pessoa praticar, já que a gente vive numa sociedade bastante imediatista e voltada para outras abordagens terapêuticas.

Uma vez que a pessoa pratique e passe a entender um pouco do que se trata, se aprofundar na prática, a se disciplinar, com certeza vai se sentir mais estável, mais firme, mais forte, mais corajosa para enfrentar o que a está desequilibrando, no corpo ou mente, de uma maneira melhor. A parte agradável de meu trabalho digamos assim, é dividir isso com as pessoas e, mais do que isso, que elas aceitem o desafio e por si só comecem a melhorar.

**Essa força se reflete fisicamente também?**

Sim. Volto a insistir, principalmente na linha de kundalini ioga, não é ginástica. Mas o corpo físico também se beneficia, há posturas, alguns exercícios, bem como a parte respiratória. Existe uma força inclusive física, mas não aquela de academia em que se trabalha um músculo e ele fica mais forte. É um equilíbrio um pouco maior entre a força interna, individual, e a força física. Diria que a força física é um benefício secundário.

**Isso tudo é feito sem que o paciente deixe a terapia convencional?**

Perfeitamente. Como sou médico e professor de ioga as pessoas confundem. Gostaria de deixar muito claro que a minha entrega aqui é como professor. Pode até haver interação médico com médico, posso mesmo ligar para o colega que trata do paciente para conversar, mas não interfiro na parte clínica. A mesma coisa com pacientes psiquiátricos. O que desejo esclarecer também é que com a prática, a pessoa passa a ter mais responsabilidade. Quanto mais a pessoa se aprofunda na ioga, mais aumenta a responsabilidade consigo mesma. Gosto de uma imagem: eu como professor de ioga estou entregando carta, sou um carteiro. Você pode nem abrir a carta, pode abrir e não ler, ler e não entender, ler e não gostar, ou pode fazer uso dessa carta. Em outras palavras, entrego uma ferramenta que não tem a ver comigo, é alguma coisa milenar, que a pessoa pode usar para melhorar seu próprio equilíbrio.

## O aspecto físico melhora?

A pessoa passa a ter mais consciência e isso já muda tudo. Passa a ter mais consciência corporal, vai sentar diferente, ter uma postura diferente, o andar muda, vai comer de modo mais consciente. Muitas vezes as pessoas emagrecem porque querem emagrecer, então diminui o componente de ansiedade e todos sabemos que a ansiedade é caminho para atacar a geladeira. E se quer emagrecer, consegue caminhos fora da ioga com dieta, exercícios. A gente trabalha não só a parte material, mas também a não-matéria e a maioria das pessoas não vê o que não é matéria. Mas existe uma radiância maior nas pessoas que se dedicam à prática, elas cada vez mais se alinham. Ninguém sabe explicar por que, mas se nota que a pessoa está bem. É uma das forças motrizes de nosso trabalho, pacientes que se dedicam, e vão atrás, acabam encontrando nessa prática algo interessante e acabam tendo mais radiância. O mestre dizia que quem pratica ioga é farol, ponto de referência na humanidade.

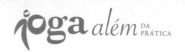

**O que acontece então com os pacientes na prática?**

Se tivéssemos essa resposta poderíamos publicar e concorrer ao prêmio Nobel. Quanto mais a pessoa pratica mais ela fica consciente e mais as coisas se alinham. O que eu quero dizer com isso? Elas se alinham de modo que mente, cérebro e corpo estão na mesma sintonia. Quanto mais se pratica mais isso acontece. Então a pessoa passa a pensar da mesma forma como fala, da mesma forma como age. Isso é uma união muito forte. Em nosso dia a dia vemos pessoas pensando de um jeito, falando de outro e agindo de outro. Quem nunca ouviu alguém dizendo faça o que eu digo, mas não faça o que eu faço? Se você é o que fala, se age do jeito que fala, que pensa, passa a ser uma estrutura coesa e isso dá estrutura, dá solidez, passa a agir, a produzir mais.

**Qual seria o reflexo disso?**

A partir de 2012 entramos definitivamente na Era de Aquarius. Não sei o que vai ser, mas tenho ideia. Era de Aquarius é a era do ser, do conhecimento. Com todo avanço tecnológico de hoje a gente vive um paradoxo. É muito rápida a informação, a transmissão de dados. Teoricamente a tecnologia seria desenvolvida para que o ser humano tivesse mais tempo para poder viver, mas o que se vê é o contrário. À parte esse paradoxo, a informação está muito disponível. Não existe mais aquele quadro 'eu sei isso, vou me beneficiar com isso, vou vender isso'. Qualquer pessoa tem tudo no computador. Ninguém se beneficiará por informações privilegiadas.

Qual será o diferencial da era de Aquarius, então? Eu acredito que a pessoa autêntica, que faz o que pensa e está de acordo com sua fala, tem mais valor que outra que pede para fazer o que digo e não o que faço. Então, sou muito otimista em relação a isso, uma valorização dos mais alinhados com a própria essência: mente e corpo, ação e cérebro. Cada vez mais as pessoas vão procurar formas alternativas de entendimento. Einstein, o genial cientista do seu século, dizia que chega um momento em que as coisas não são explicadas e completava 'e eu mergulho no silêncio'.

### Ioga pode combater o envelhecimento?

A resposta é sim. Se você aumenta sua flexibilidade, sua consciência, melhora sua dieta, seu processo de envelhecer é mais natural. É um processo global, é difícil falar de ioga como algo separado do resto, até porque ioga significa justamente união. E é tanto a trajetória quanto o destino. Mas se a pessoa pratica, medita, entra em contato com ela mesma, entra em contato com uma consciência universal, a partir daí mudam os hábitos. Só por aí pode envelhecer melhor. Ou você envelhece ou morre cedo. Acho que envelhecer é um presente, mas com saúde, com equilíbrio.

## PRÁTICA

PH — Antes de qualquer exercício de respiração ou postura tente se observar em uma espécie de autoestudo. Perceba seu estado interno e depois faça a mesma coisa após o exercício. O que mudou em seu corpo e em sua mente? Faça isso sem expectativa, quase como se estivesse

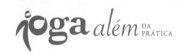

lendo um livro. Tente um olhar imparcial, sem conceitos pré-estabelecidos. Lembre-se de prestar atenção em você – apenas isso. Durante os exercícios se tiver alguma tontura, desconforto e mal-estar pare e deixe a respiração fluir naturalmente. Retome quando achar propício. É normal surgir alguma alteração, pois a mudança na respiração pode mexer com o PH do sangue.

**Acordar** – Faz toda a diferença ficar alguns minutos na cama antes de levantar para despertar o corpo, pois os músculos sempre estão mais rígidos depois do sono. Uma boa espreguiçada, bocejar, torcer-se com calma para os dois lados, tendo o cuidado de se deitar sobre um dos lados e levantar-se lentamente pela lateral proporcionam um bem-estar que compensa esse tempo gasto. Durante a manhã o organismo está mais descansado. Os felizardos que não são obrigados a sair correndo para seus afazeres podem aproveitar para algumas práticas como pranayamas (respirações), meditação e até mesmo alguns asanas. À noite, dependendo do ritmo do dia, há risco de o cansaço levar você a dormir sentado em vez de meditar.

Se pela manhã a opção for apenas uma prática mais leve, o café pode ficar para depois. Se não, é bom jogar algo para dentro desse corpinho que não vê alimento há várias horas. Coisa leve, bem entendido, como um copo de suco que evite baixa de glicose. Mas o melhor mesmo é praticar com estomago vazio ou esperar duas horas depois da refeição.

Ajoelhado na cama ou em um tapete, apoie as mãos nos joelhos, sentado nos calcanhares. Quem tiver dificuldade de ficar confortável nessa posição pode contar com um travesseiro debaixo do bumbum. Se mesmo assim for difícil fique sentado de pernas cruzadas. Reduza bem lentamente o ritmo da respiração. Observar a respiração sem interferir ou sem raciocinar pode ser um passo para a meditação, em que a mente está alerta, mas não focada em pensamentos, sem linha de raciocínio. Depois de alguns minutos, incline o tronco para a frente, apoiando a testa sobre as mãos, na postura da criança, balasana, ideal para relaxar a musculatura das costas. Levante lentamente para encarar mais um dia.

**No carro** – Muitas horas em uma mesma posição ao volante acabam afetando o pescoço, um dos pontos de maior tensão. A recomendação aqui é procurar relaxá-lo com a sequência do Brahma Mudra. Brahma na mitologia hindu é o responsável pela criação, representado por uma figura com quatro cabeças voltadas para os quatro pontos cardeais. Se para o deus funcionava para que nada escapasse a seus sentidos, para um humilde mortal sentado atrás de um volante vale para minimizar o enrijecimento da cervical. O tempo vai levando embora essa mobilidade, as pessoas de mais idade têm dificuldade em virar a cabeça, portanto esse é um exercício precioso também para combater efeitos do envelhecimento.

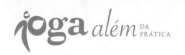

Muito simples de ser realizada, essa sequência vem de encomenda para sinais fechados e congestionamentos. Levante o queixo o mais alto possível durante a inspiração, sem que a parte de trás do pescoço fique muito espremida. Lentamente faça o inverso, expire e tente encostar o queixo no peito. Inspire voltando a cabeça à posição normal e ao expirar vire o rosto de perfil para um dos lados. Inspire, volte o rosto para frente, ao expirar olhe para o outro lado. Faça o exercício lentamente, permanecendo um pouco em cada posição. Na pior das hipóteses ela ajuda você a fiscalizar o trânsito, ficando atento inclusive a possíveis trombadinhas.

**Escritório** – É difícil ficar *zen* em ambientes propícios à competição, cobranças e estresse, como o local de trabalho, lugar privilegiado para acumular tensões físicas, mentais e emocionais. Patrões e empregados, executivos ou serviçais, todo mundo paga um preço. Procurar minimizar esse preço através da ioga não quer dizer que você se tornará um "banana lesado", sem competência ou autoridade. Pelo contrário, uma mente tranquila e um corpo confortável fazem maravilhas para qualquer negócio ou profissão.

Alguns instantes de pausa podem ser preciosos para recarregar as baterias. Se ainda assim achar que é perda de tempo, pense no computador – quantas vezes ele não precisa ser reiniciado e volta funcionando muito melhor? Pois é a mesma coisa, um *break* que faz as próximas horas mais rentáveis e amenas. Muito tempo na mesma posição e claro, na maioria das vezes, em uma postura errada, pode causar dor na região lombar. Espreguiçar e se torcer não têm efeitos colaterais e podem ser mais eficazes do que remédios que prometem alívio imediato – e não cumprem.

**Torções na cadeira e inclinações** – Comece elevando os braços pelos lados, entrelace os dedos virando as palmas das mãos para o teto e tome cuidado para não subir muito os ombros – a distância para as orelhas deve ser mantida. Dê uma espreguiçada grande, vale provocar um bocejo, bom para soltar a mandíbula. Ainda com os braços para cima incline-se lateralmente, respirando lenta e profundamente e soltando o ar na inclinação. Depois de repetir para o outro lado vem a torção.

Bem assentado, com os pés apoiados com firmeza no chão, gire o tronco lentamente para o lado esquerdo colocando a mão direita sobre o joelho esquerdo e coloque o braço esquerdo por trás do encosto da cadeira. Gire o rosto para trás para que a torção aconteça na coluna inteira. Respire tranquilamente na postura e refaça para o outro lado. Se você já tiver algum problema prévio de coluna, como uma hérnia de disco, consulte seu médico para saber se está apto a fazer essa postura.

**Quem fica de pé** – Algumas profissões que implicam várias horas em pé, como dentistas, vendedores ou cabeleireiros, são propensas ao desencadeamento de varizes e problemas com nervo ciático. Costumam sobrecarregar não só as costas como pernas e glúteos. Uma boa postura

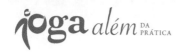

para amenizar esses efeitos danosos são as inclinações que alongam as regiões afetadas.

Sentado, coloque o tornozelo direito sobre o joelho esquerdo, fazendo um ângulo próximo a 90 graus. Inspire profundamente e ao soltar o ar incline lentamente sobre a perna, soltando os braços e a cabeça. Respire com calma cinco vezes na posição e faça para o outro lado. Se tiver chance repita. Ao mesmo tempo em que você alonga os músculos das costas e relaxa a parte posterior do pescoço, ombros e braços, também alonga os glúteos, a lateral externa da coxa e melhora a mobilidade nos quadris.

**Em casa** – Todos os movimentos aprendidos neste capítulo podem e devem ser repetidos em casa com precisão. Mas para não assustar ninguém, aqui vão outros para serem feitos apenas na intimidade do lar, inclusive para preparar uma noite de sono mais tranquila. Sem esquecer que uma alimentação leve vai ajudar muito nesse processo.

Sente-se bem rente a parede, com o quadril o mais encostado que conseguir. Deite-se de costas perpendicularmente à parede e levante as pernas, procurando manter o contato com a parede desde os glúteos até os calcanhares. Mantenha as pernas unidas encostadas na parede e respire algumas vezes com tranquilidade. As costas devem ser apoiadas confortavelmente contra o solo. Cuidado com a tendência de levantar o queixo deixando muito espaço entre o pescoço e o chão, pois isso transforma a curvatura natural da cervical em hiperlordose.

Se quiser aproveitar para alongar a parte interna das coxas afaste as pernas lateralmente formando um V. Ainda com as pernas na parede, abra os braços em forma de cruz com as palmas das mãos viradas para o teto. Flexione as pernas levemente e deixe-as cair para um dos lados, girando o rosto para o outro. Repita para o outro lado. Depois aproveite a posição para se levantar pela lateral e sentar sem muito esforço.

**Na cama** – Deite-se de barriga para cima com as palmas das mãos também voltadas para o teto a uma distância confortável dos quadris. As pernas devem ficar mais ou menos na largura dos ombros. Em caso de desconforto na lombar, apoie os joelhos sobre o travesseiro. Respire sem esforço pelo nariz. As costelas e o abdome devem se expandir na inspiração e o ar deve sair tão ou mais lentamente do que entrou. Esse pranayama, exercício de respiração feito nessa postura do relaxamento, savasana, é de mais valia para uma boa noite de sono. É útil para todos, mas beneficia especialmente quem tem dificuldade para dormir.

# CAPÍTULO DOIS

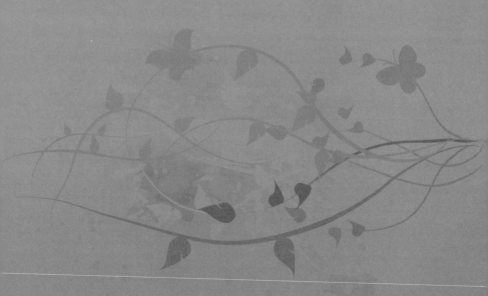

# Ioga na fonte da juventude

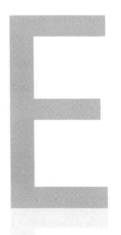
nvelhecer, definitivamente, é coisa que só agrada aos mais abnegados. Mas o único jeito de não chegar lá é morrer antes. Botox, plásticas, todo arsenal da moderna estética são armas preciosas nesse combate inglório e não temos nada contra elas. Porém, um físico bem cuidado e uma fisionomia tranquila podem fazer muito mais pela manutenção da juventude. Para conseguir isso, vamos de ioga, que trabalha corpo e alma, reduzindo estresse e ansiedade.

Esses vilões, somados a preocupações e apreensões, são grandes fontes de estrago e rugas mesmo para os que têm pouca idade, e a Ioga ajuda a desacelerar o processo de envelhecimento,

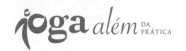

pois melhora a respiração, fonte básica de energia, além de realinhar a coluna, nosso eixo central, que vai perdendo força e flexibilidade com o tempo.

É preciso lembrar também que a kundalini, energia mais primitiva, mais instintiva, representada por uma serpente enrolada, ficaria situada na base da coluna. Desperta, a serpente atravessa o caminho natural indo para a cabeça encontrar o chakra que nos une ao divino. Essa ligação harmoniza instinto e sabedoria.

**Mangueira** — Para que isso aconteça, a coluna tem de estar saudável e alinhada e um bom paralelo é pensar nela como uma mangueira que conduz a água, a energia. Quando a mangueira está retorcida, dobrada, ou tem qualquer outro problema, a água tem dificuldade para percorrê-la. E é bom não esquecer que uma postura correta produz maravilhas em qualquer aparência além de manter a elegância natural.

Os revestimentos como pele e cabelo não são esquecidos. Ioga melhora a circulação, levando até às regiões periféricas mais suprimentos e energia, oxigênio através do sangue. As posturas invertidas têm efeito sedativo sobre o sistema nervoso e redirecionam o fluxo sanguíneo. Os ganhos estéticos da ioga são uma consequência natural e até secundária se comparados aos benefícios de maior amplitude como o encontro consigo mesmo, o silêncio interno, a volta para casa que é a meditação, entre outros. É uma espécie de conjunto da obra que irá atuar diretamente sobre o metabolismo, trazendo melhora das rugas, da pele, do cabelo e, sobretudo, do emocional.

Christiane Buarque, esteticista e cosmetóloga, confirma: "As posturas invertidas são ótimas para manter-se jovem por mais tempo. Mas não é só isso, a prática desacelera a frequência cardíaca, melhora a pressão arterial, equilibra a temperatura corporal, a circulação de fluidos e o transporte de oxigênio". Com a perda de massa óssea e muscular decorrentes da idade o equilíbrio é afetado, aumentando também o risco de quedas em uma fase em que a recuperação já se torna mais difícil. As posturas, ou asanas, melhoram força, flexibilidade e equilíbrio. Outras atividades físicas também agem sobre esses aspectos. Mas a ioga vai além do lado físico, dando um *upgrade* no estilo de vida. A prática atinge a mente através do corpo.

**Menos é mais** – Dá para ser feliz com muito menos? A ioga diz que sim, menos é mais, prega o desapego levando a valorizar as pequenas coisas que o dia a dia massacrante não deixa enxergar. É uma lente para saber separar o que é realmente importante do que só ocupa espaço inutilmente. Dando lugar ao que conta, tornamo-nos consumidores mais responsáveis, menos egoístas, utilizando de modo mais confiável os recursos naturais.

Ter esse discernimento eleva a capacidade de conservar a juventude, tanto a nossa como a do planeta. Costumamos dizer que a ioga melhora o efeito estufa de todos – da Terra e de seus habitantes. O próprio ar que respiramos, matéria-prima de nossa prática, agradece a ajuda. Não vamos nos estender em ecologia, que não é nossa praia, mas na verdade somos parte do todo, desse Universo do qual descuidamos com frequência

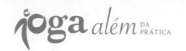

infeliz. Vamos então aprender como cultivar nosso jardim e, de quebra, cuidar desse vasto parque que é o mundo.

> Mundo mundo vasto mundo
> se eu me chamasse Raimundo
> seria uma rima, não seria uma solução.
> Mundo mundo vasto mundo,
> mais vasto é meu coração.[2]

## RESPIRAÇÃO

**Pranayamas** — Prana em sânscrito, língua que permanece como o idioma oficial da ioga, quer dizer energia vital, ou seja, respiração, oxigênio. Energia vital é quase tão difícil de explicar quanto Deus. Ela não se resume apenas a respirar, mas é fundamentalmente ancorada na respiração. É uma espécie de elo entre o eu interno e a grande energia do Universo. Os chineses a chamam *chi*, os polinésios *mana*, os ameríndios *orenda* e os antigos alemães *od*. Na sabedoria dos ancestrais já havia a consciência perfeita de que respirar bem é o primeiro segredo para evitar que os anos se abatam sobre nós com mais peso que o inevitável.

Na ioga a respiração é dividida em quatro etapas. Além da inspiração e da expiração existem também as pausas, ou seja, intervalos entre os atos de inspirar e expirar que não devem ser muito prolongados para não faltar oxigênio ao organismo. Essas

---

[2] Trecho do *Poema de Sete Faces* de Carlos Drummond de Andrade.

pausas devem começar de maneira natural e instintiva, mas aos poucos podem ser aumentadas com a prática.

**A questão do olhar** – Preconceito é inerente ao ser humano. Não escapamos nem em relação a nós mesmos, temos tendência a nos subestimar. Isso implica deixar de tentar por não nos sentirmos capazes, o que na maioria das vezes não é verdade. Ioga muda nosso olhar, desafia limitações preconceituosas, supera limites, melhora a autoestima gerando uma nova referência sobre nós mesmos, desenvolvendo o santosha.

Como já vimos, santosha não é nome de santo, mas uma palavra em sânscrito, um conceito de ioga sobre o contentamento interno. Em uma tradução próxima, seria a satisfação com a simples existência. Começamos a valorizar em nós aspectos além do material, do estético padronizado, enfim, não precisamos provar mais nada para ninguém, sequer para nós mesmos. Ioga reforça, estimula e conduz esse sentimento que vem naturalmente com o avanço dos anos: não temos de dar tanta satisfação, tanta atenção para opinião alheia, é impossível agradar a todos. Essa tranquilidade se reflete na fisionomia que, apaziguada, não mostra rugas nem descontentamentos, mas uma tranquila convivência consigo mesmo.

Para desenvolver essa satisfação interna é preciso acalmar, diminuir o ritmo da mente, desapegando-se dos fatores externos. Dominar a mente é bem mais difícil que a maior parte das posturas, mas são caminhos complementares: o domínio do corpo conduz ao domínio da mente. O próprio exercício já funciona como um canalizador de concentração.

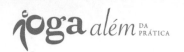

A mente fica voltada para o interior, possibilitando um autoestudo do que é necessário para que a postura seja executada da melhor maneira possível. Esse estado ajuda a se desligar dos fatores externos, agindo como uma âncora para evitar dispersões mentais.

## ALÉM DA PELE

Graduada em educação física, com especialização em cosmetologia e estética pela Universidade de São Caetano do Sul no estado de São Paulo, Christiane Buarque, esteticista e cosmetóloga, atua como *coach* em ioga em grandes empresas. Costuma usar algumas das técnicas da prática com seus pacientes, pois não acredita que a aparência da pele seja meramente questão externa: "O ser humano é um todo e problemas de respiração, de intestino e até estresse transparecem na superfície". Sem atropelar ninguém, Chris, como prefere ser chamada, costuma arregimentar adeptos: "As pessoas notam mudanças em si próprias, veem meu comportamento, eu falo sobre ioga e muitos acabam se interessando e indo fundo". Ela acredita que a prática é boa para a manutenção da juventude.

### *Ioga pode influir na questão de envelhecimento?*

Sem a mínima dúvida. Ioga reverte a aceleração e a humanidade está envelhecendo mais rápido, a vida está passando mais depressa não só por causa do ritmo das grandes cidades, mas por causa da frustração. Hoje se corre muito para ter, não para ser, e não é fácil manter-se bem dentro dessa pressão tão intensa.

### Como a Ioga influiria nesse caso?

Alterando o metabolismo, desacelerando a frequência cardíaca. Trazendo maior satisfação interna e diminuindo a frustração, preenchendo os espaços vazios com mais plenitude. Mexe com pressão arterial, com a temperatura, circulação, irrigação, tudo isso é benéfico não só para a aparência como para a conservação do ser.

### Poderia ser mais específica?

Na questão do rosto, por exemplo. Nossa pele é formada por três camadas principais, da qual só vemos a mais superficial, chamada extrato córneo. Quando a gente diz que a pessoa tem uma pele bonita na verdade estamos dizendo que ela está bem, que parece bem. Nossa circulação não chega até essa parte externa. Para ser estimulada usamos massagens, fricções, bons produtos cosméticos personalizados e outros. As posturas invertidas, só para citar um fato, ajudam muito nisso. Normalmente vamos para as invertidas quando ficamos de ponta-cabeça no final da aula, quando já oxigenamos o sangue, que está limpo, revigorado, cheio de um oxigênio rico. Ele não só vai ser levado até a cabeça como também a postura contraria a lei da gravidade – em vez de cair, a alteração da posição levanta os tecidos.

### Como esses tecidos vão caindo?

Costumo dizer que a pele da gente é como um colchão, novo no início, mas que vai afinando com o passar dos anos. A derme, a principal camada, diminui em até 20%, dando aquele aspecto quase transparente e fino de uma pessoa de mais idade.

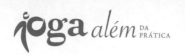

Ao mesmo tempo diminuem a sustentação e elasticidade da pele, que também perde a umidade natural, com a redução dos lipídeos que a protegem, o cosmético natural que temos. A pigmentação se torna irregular e há surgimento de rugas finas e sulcos.

**Por que isso acontece?**

É uma questão química, pelo ataque dos radicais livres e pela degradação das fibras de colágeno e elastina. O combate natural acontece no local onde o radical livre é formado, através do próprio mecanismo antioxidante que o organismo dispõe, auxiliado por vitaminas, minerais e demais antioxidantes como a vitamina E. Por isso uma boa alimentação é tão importante, entre outros fatores.

**De volta a eterna questão, de que forma a ioga entra nesse combate?**

A prática de ioga é uma ação fisiológica, neuromotora e citológica que incrementa e melhora todo o organismo. Mas é importante lembrar que apesar do vigor físico, juventude mental, disposição e clareza de pensamentos gerados com a prática, a maturidade virá, ainda que atenuada. E prevenir continua sendo o remédio mais eficaz, caso em que a ioga é ferramenta das mais valiosas.

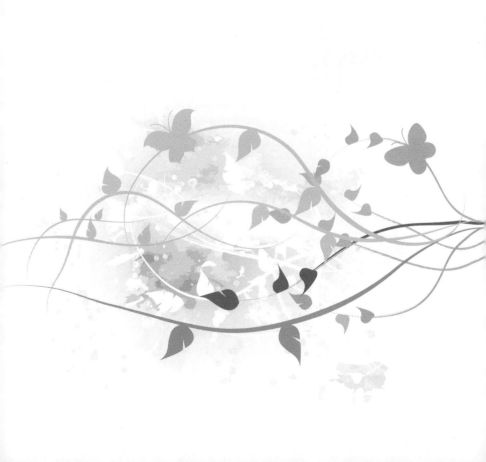

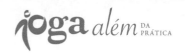

## PRÁTICA

**Primeiros passos** – Meditar é um dos maiores desafios para quem se inicia na prática. Não é igual a dormir, por exemplo, que apaga a consciência. Na meditação a mente é esvaziada de maneira induzida: fica alerta, mas sem agitação, não dando continuidade a pensamentos. Sabe-se que o mundo está lá fora, mas simplesmente ele não interessa naquele momento, não há linha de raciocínio. Não se trata de alienação. Uma boa comparação seria com a limpeza de um armário, de onde se tira tudo para depois guardar apenas o que interessa. Fica de fora o que não serve mais ou não faz bem.

Para chegar a ela usamos alguns truques, apoios para conduzir a mente a esse estado. Um dos primeiros é o exercício da vela. Sente-se de maneira confortável em um lugar não muito claro, e acenda uma vela. Certifique-se que seja um lugar seguro, pois, como diz a máxima: com fogo não se brinca. Olhe fixamente para a chama, procurando não pensar, apenas observe. Se perceber que está se dispersando volte a focar na vela, sem esperar encontrar nada, sem procurar sentido. Não se agarre a pensamentos, é normal que venham, observe-os como um espectador de um filme. Você pode começar com três minutos. O ideal é ter algum tipo de alerta, um despertador, para que não precise ficar olhando no relógio. O tempo irá aumentando de acordo com sua adaptação à prática.

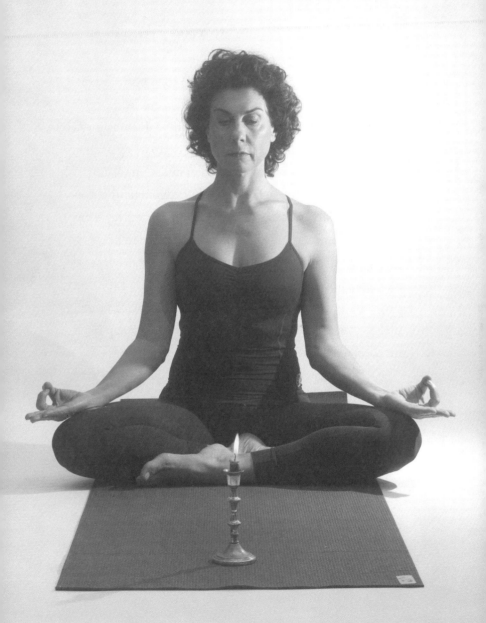

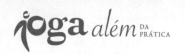

## O MUNDO É CHEIO DE SOM E FÚRIA

Sentado, de olhos fechados, em uma posição confortável, tente perceber os sons externos, sem se importar de onde vem ou o que significam. O barulho do trânsito, da britadeira, da música alta, da brisa, do canto dos pássaros, tudo chega a seus ouvidos e nada tem muita importância. Ouça todo o conjunto e fique nisso por algum tempo. Depois atente para cada um deles e por fim concentre-se em algum que tenha chamado especial atenção, não necessariamente o mais alto. O melhor, aliás, seria que não fosse o mais alto, pois é o mais óbvio. Fique focado nesse som. Se dispersar, volte a focar e permaneça o máximo que puder, quantas vezes for necessário. Lembre-se que disciplina é fundamental, principalmente nesses casos.

Esse exercício aguça sentidos e faz que você perceba melhor sons baixos e agradáveis no dia a dia, que ficam literalmente abafados pelo tumulto do cotidiano. Essa mente alerta traz outro benefício muito apropriado a nossos tempos de fúria – seu radar fica muito mais apurado, melhorando a percepção geral, servindo inclusive como escudo e alerta em situações de perigo.

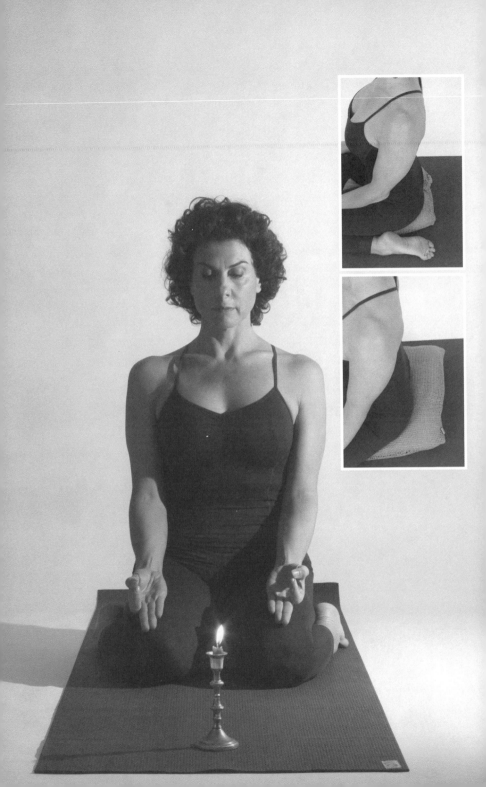

# CAPÍTULO TRÊS

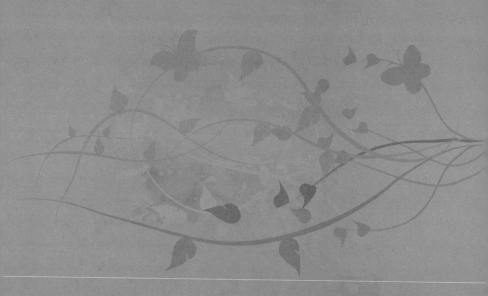

# Ioga e emagrecimento

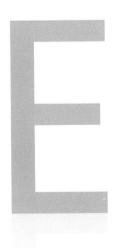

Emagrecer virou um dos grandes sonhos de consumo da vida atual. Raros são os felizardos satisfeitos com o peso. É uma das poucas perdas agradáveis, mesmo que reduzida a alguns gramas. Na verdade isso é saudável, principalmente para quem quer retardar o envelhecimento. Nem sempre é fácil manter o rosto, mas a silhueta pode ser apenas questão de disciplina. E mesmo que o rostinho esteja impecável, ainda que costurado por plásticas ou montado com botox, não combina com gordurinhas extras, que também não caberão em um jeans ou em uma atitude mais jovial.

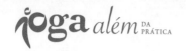

Mesmo os magros não necessariamente manterão a cinturinha de pilão pela vida afora. O tempo implacável diminui o metabolismo, acelera a perda de massa muscular e, para piorar o quadro, aumenta a quantidade de tecido adiposo, a popular e malfadada gordura.

**Serenidade e saciedade** – Ioga ensina que o importante é viver o momento presente. Não sofrer por antecipação ou pelo que já passou – é um dos ganhos que a prática proporciona em qualquer altura da vida. É elemento precioso no controle da ansiedade, um dos grandes vilões do peso, pois leva a excessos na comida. A redução da ansiedade muda o próprio conceito de fome e nutrição. Serenidade traz saciedade, estado ideal para um organismo como o do Homo sapiens, que precisa de menos alimento com o passar dos anos.

Sobrepeso pode se traduzir também em maiores riscos de infarto, acidente vascular cerebral (AVC), colesterol, problemas articulares, de coluna e daí por diante. A própria respiração sofre, a gordura estreita o espaço de passagem do ar pela traqueia, dificultando inclusive o sono, um grande reparador e renovador celular.

As práticas mais intensas demandam considerável gasto energético, por consequência, são ótimas para queimar calorias. Diferenças individuais à parte, estima-se que sejam gastas 500 calorias em uma hora de ashtanga ou de power ioga, semelhante a uma aula de modalidade de ginástica mais intensa. Os estilos mais suaves como a hatha ioga provocam queima de

225 calorias, pouco menos que as 350 de uma caminhada em ritmo acelerado.

Ioga atua na redução de problemas físicos como dores no pescoço, na lombar, nas pernas e articulações, o que aumenta o bem-estar e a tolerância, diminuindo a irritabilidade. E tudo que produz bem-estar e serenidade serve para influir na ligação umbilical entre ansiedade e fome. A partir do momento em que o praticante evolui e quer ousar novas posturas precisará se sentir mais leve e ágil, para azar da gordura.

**Vaca profana** – Não se vai a lugar nenhum sem disciplina e dedicação – para emagrecer então não há disciplina que chegue. Um dos conceitos mais interessantes da ioga é o tapas, exatamente a dedicação, a determinação. A prática ajuda desenvolver essa qualidade, intrínseca ao ser humano, mas que fica camuflada pela vida de comodidades. Não é fácil praticar ioga, quedar-se em posturas muitas vezes antinaturais, retorcidas, com a mente vazia, entretanto o tapas ajuda suportar esses aparentes inconvenientes e faz ansiar por mais, incorporando essa determinação ao cotidiano, facilitando a superação dos obstáculos e o alcance dos objetivos.

Ioga está associada a vegetarianismo, afinal nasceu na Índia, terra onde a vaca é animal sagrado, e impensável portanto que se torne alimento. Nem de longe, porém, a prática obriga alguém a ser vegetariano. Sem culpas então para explorar o universo das carnes que é imenso, principalmente das chamadas carnes de segunda, aliás é uma bobagem bem brasileira torcer o nariz a

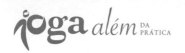

cortes saborosos e cheios de proteína como músculo ou acém. Quem quiser conferir pode testar uma bela receita de músculo, entre outras que se seguem, todas da nutricionista Neide Rigo, a entrevistada deste capítulo.

Mas até os mais radicais carnívoros podem se beneficiar de algumas verduras, frutas, fibras e legumes que ajudam no funcionamento do aparelho digestivo. Mesmo porque emagrecer implica em mudanças de hábitos, aqueles procedimentos que nos são caros, aprendidos durante toda uma vida e que nem sempre conseguimos nos livrar deles com facilidade. Ioga pode ser um ponto de apoio para chegar à sempre falada reeducação alimentar, na verdade o segredo do sucesso para a diminuição de peso.

**COMIDA E PRAZER**

Neide Rigo é nutricionista e autora de um dos mais criativos blogs da blogosfera, o Come-se.blogspot.com, de onde saíram as receitas que apresentamos aqui. É ela quem dá a ficha técnica dos alimentos e sua utilização nas receitas que são publicadas semanalmente pela revista Caras. Praticante, avalia que a ioga pode ajudar as pessoas a comer melhor e de quebra perder uns quilinhos. Mas não é esse o objetivo dela nas aulas: "Sempre tive curiosidade de fazer uma coisa mais calma, nunca tive o menor saco de ficar em academia correndo em esteira que não leva a lugar nenhum, aquela música superalta. Queria fazer um exercício físico e mental, acho que ioga dá isso. Comecei a gostar bastante dessa coisa de acalmar a mente. Ficar quietinha me faz muito bem, acalmando, meditando. Sou muito de abandonar o que começo a fazer, mas na ioga já estou há quatro anos".

### Ioga funciona em emagrecimento?

Acho que funciona se a pessoa tiver um direcionamento, estiver focada nisso. Se já tem um trabalho, tem vontade de emagrecer e é ansiosa, pode ajudar muito.

### Milagre então não faz, a pessoa tem de ter vontade?

Sim, funcionaria como um instrumento de ajuda, de reforço na determinação. A obesidade é multicausal. Mesmo que não se fale de um obeso no sentido clássico, mas de alguém acima de seu peso, que está comendo além do que precisa. Uma dessas causas é a ansiedade. Se você é um ansioso que está comendo sem prestar atenção a ioga o situa. Você está onde sua cabeça está. Não adianta eu estar aqui falando e pensando na morte da bezerra. Quando você está comendo é a mesma coisa. Se está comendo e assistindo televisão ou lendo jornal, seu cérebro não registra. Isso não se dá só pelo estomago cheio, dá-se em nível cerebral. Seu cérebro registra que você comeu, viu aquela comida, colocou para dentro e se satisfez, sentiu prazer com aquilo. Se não faz isso, não registrou e vai se espantar porque logo terá fome. Claro, se não registrou o prazer, o seu corpo quer sempre buscar o prazer e por isso tem fome de novo. A ioga ajuda nesse sentido, de se situar, pensar no seu corpo, você está aqui e agora, concentre sua energia no que está fazendo. Então nesse sentido a pessoa pode se disciplinar um pouquinho,

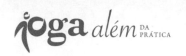

focar naquilo que está fazendo. Em razão disso fica mais fácil emagrecer, perder peso, porque na hora em que estiver comendo você vai prestar atenção no que está no seu prato. Pensar que 'é hora de comer, vou parar, vou comer direitinho' promove algumas mudanças na vida.

**Pessoalmente sentiu alguma mudança?**

Olha, senti. Eu também sou uma pessoa que fica com a cabeça a mil e também preciso disso, de parar e saber 'estou fazendo isso agora e eu vou terminar de fazer isso'. Na área de alimentação foi até menos, eu já tenho essa preocupação, sou nutricionista, adepta do *Slow Food*, essa coisa de me preocupar, de parar para comer, eu presto muita atenção na hora de comer. Mas em outras áreas às vezes acho que produzo menos do que poderia, sempre tento me policiar e uso a experiência da ioga. Acho bom saber diferenciar. Final de semana, por exemplo, eu tiro para não trabalhar, consigo não pensar no trabalho. Se for ao cinema vou pensar no cinema. Antes não, era tudo muito misturado, era o tempo todo com o trabalho na cabeça. E focar nas coisas que você faz permite liberdade mental, uma leveza maior para levar a vida. Se é hora de ficar com os amigos, por exemplo, o que adianta ficar pensando em trabalho se não vou conseguir produzi-lo e ainda deixarei de aproveitar esse momento em que estou tomando uma cerveja?

**Além de ajudar a focar a concentração no ato de comer a ioga produz alguma outra modificação na alimentação, depura o que a gente come de alguma forma?**

Pelo fato de prestar atenção no que está comendo, você deixa de comer muito lixo, vai acabar dando preferência ao que é considerado saudável dentro da sua cultura. Nossa cultura é comer arroz, feijão, carne, salada, verdura e você pode continuar comendo isso de forma consciente.

**Gostaria de vincular ioga à nutrição e ao envelhecimento. Tomando mais consciência, o fato de melhorar o que e como se come, produz reflexos no processo de envelhecimento?**

Acho que conseguir mudar sua vida leva a isso. No envelhecimento a tendência é piorar a alimentação, pois se começa a ficar mais sozinho. A alimentação congrega, sempre se come melhor se existe companhia. Comer solitariamente tende a ser restritivo, dificilmente vai ser uma alimentação muito variada. Mas quem está envelhecendo e consegue manter uma alimentação rica em frutas, grãos, verduras, com certeza terá uma melhor resposta imune e maior resistência a doenças. Ao prover nutrientes e vitaminas necessárias ao corpo, deixará de usar a alimentação como ração. Acho que ninguém um pouco mais consciente vai substituir um almoço por um McDonald´s. Gastronomicamente é uma coisa horrível, para mim é comer como ração, é diferente fazer um belo de um prato, sentar-se à mesa, abrir um vinho, um copo d'água, seja lá o que for. Mas que seja comer decentemente, que aquilo alimente o corpo e ao mesmo tempo o seu espírito, que sinta prazer no que está comendo. Quando há prazer, há também uma absorção melhor, o estômago é estimulado, produz secreções.

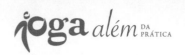

***Como funciona?***

Se você vê um prato de comida bonito, superapetitoso, isso é um estímulo para que seu corpo se prepare para recebê-lo. Há toda uma trajetória gástrica que provoca uma lubrificação igual à excitação sexual, funciona mais ou menos do mesmo jeito: você olha e aquilo lhe suscita desejo de comer, tem um preparo, não é a seco. Agora, quando come como ração, porque tem de comer, sem nenhum prazer, seu organismo não se prepara e haverá uma absorção prejudicada dos nutrientes. Se você tem outra relação com a comida, se vai à feira, por exemplo, e vê uma coisa apetitosa, 'ah, vou fazer, vou cozinhar', ou 'vou ao restaurante', isso prepara todo seu organismo.

***E não levaria a comer mais?***

Durante muito tempo se pensou que quem engorda mais é quem tem muito prazer com a comida. Mas se a sensação de saciedade está funcionando, a válvula da saciedade e do prazer chega ao ponto e para. Então, se você estimulou o prazer, teve todo trato preparado, vai comer o que seu corpo precisa, não vai precisar comer excessivamente, chega aos limites naturalmente. Mas se não tem esse componente tão ativado, ou desvia sua atenção para outras coisas, vai comer como ração, e isso gera insatisfação, persiste a sensação de que está faltando alguma coisa, o que o leva a continuar comendo e engordando. Em razão disso é que o prazer em comer funciona, não o contrário.

**Para quem quiser começar a prestar atenção de verdade no que come o que aconselharia além da ioga? Isso tem de valer tanto para os que têm condição de curtir melhor a comida como para quem vive na correria.** Eu sempre acho que dentro da sua rotina, do seu estilo de vida, é impossível não poder melhorar alguma coisa em relação à alimentação. Prestar atenção é o primeiro passo. Na hora em que estiver comendo, prestar um pouco de atenção, ainda que seja alguma coisa que não ache ideal, nada demais. Tente fazer daquilo o melhor, atente para o que está fazendo, procure degustar, sentir o sabor, ver se tem algum aroma diferente. Registre isso mentalmente, vá fazendo um banquinho de dados a respeito da comida para que não seja um ato mecânico. Acho que hoje há tanta opção no mercado, tanto produto industrializado e tanto convencimento de que aquilo é necessário que acabamos esquecendo o trivial, o básico, que poderia ser muito mais simples.

Alguns ainda acham, 'ah, vou ter de gastar mais para comer melhor'. Não, vai gastar menos. A maioria dos que vão ao supermercado, se retirassem metade dos alimentos do carrinho, conseguiria se alimentar melhor. Mesmo quem não tem grana pode comer melhor, comprar alguma coisa, preparar seu alimento. Se não é possível preparar, procure comer em lugares onde tenha alguma coisa de que goste, que seja bem feita.

Apesar de não gostar de restaurantes que oferecem comida a peso, pelo excesso de ofertas que podem induzir ao exagero, ainda assim é possível montar uma opção legal, uma salada, arroz, feijão. Geralmente esses restaurantes oferecem pratos

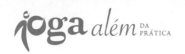

internacionais, então acho que fica uma mistura excessiva. Mas há também nosso prato caseiro, uma carne de panela, feijoada, um bife, dá para comer legal mesmo na correria. No entanto, ainda que na correria, tente não comer em pé. Se tiver quinze minutos para almoçar no escritório, forre sua mesa com um joguinho americano, ponha um copo, esquente a marmita para que tenha um cheirinho, para não ficar essa coisa de comer ração, comer comida fria e fazendo outra coisa. Aí não vale, no meio da tarde estará insatisfeito e vai comer um pão de queijo com catupiry, enfim, essas armadilhas. Acho que em qualquer situação dá para melhorar. E tendo condições aí sim, comprar ingredientes frescos, tentar fazer alguma coisa em casa, fritar um alho, uma cebola, criar aquele clima.

Se possível também se deve entrar em contato com quem produz a comida. Há pequenos produtores não praticantes da monocultura e que estão sendo massacrados pelos grandes grupos. Este já é um terceiro nível, um requinte, você está comendo e sabe de onde veio o alimento, como é cultivado. Mas se comprar produtos orgânicos do supermercado – a moda é essa – é monocultura do mesmo jeito. Já se adquire de quem produz direitinho, tem outro sabor, é outra coisa. Gosto de ir às feirinhas, conversar com as pessoas, às vezes têm uns produtos um pouquinho mais caros, mas nem é tanto. Em compensação, você sabe de onde veio, o vendedor sabe explicar, tem a época certa do produto, isso gera uma consciência ecológica na alimentação. Por exemplo, a cereja vem do Chile gastando combustível, está o ano todo no supermercado, enquanto a uvaia, uma fruta brasileira requintadíssima nem chega às prateleiras.

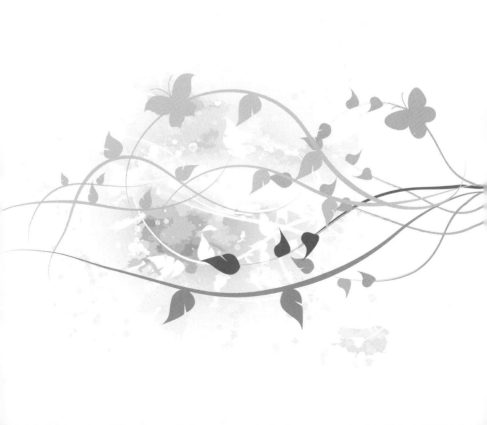

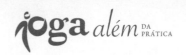

## PRÁTICA

### PRANCHA FRONTAL

Com os joelhos e as mãos no chão na largura dos ombros, os dedos abertos e voltados para a frente, mantenha abdome e glúteos contraídos. Nada de arrebitar o bumbum. Os quadris têm de estar em uma linha à frente dos joelhos. Se sentir que é possível tire os joelhos do chão, é a mesma postura em um grau mais intenso. Permaneça cerca de meio minuto e aumente com o passar do tempo. Quando cansar ajoelhe-se sentando nos calcanhares com a cabeça em cima das mãos, em uma variação da postura da criança, balasana. Repita três vezes.

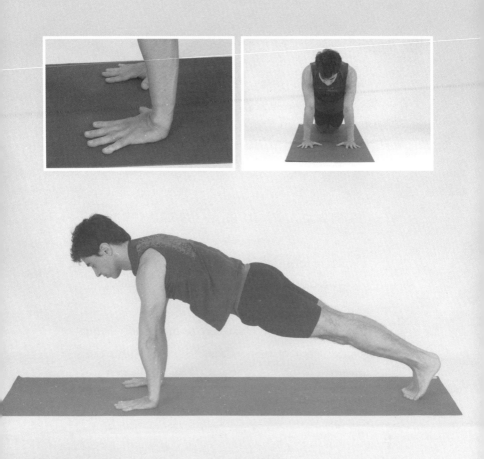
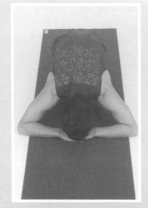

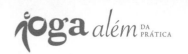

## VASISTHASANA OU PRANCHA LATERAL

Como se fosse repetir a mesma postura, mantenha apenas a mão direita apoiada no chão e o cotovelo estendido. Se não tiver força apoie-se no antebraço.

Gire o corpo para o lado direito mantendo os quadris elevados com o joelho direito encostado no chão. Mantenha alguns segundos. Quando tiver firmeza, levante o braço livre, o esquerdo, como se fosse tocar o teto, tentando dirigir o olhar para a mão. Tente estender as pernas elevando os joelhos, mantendo o apoio do pé e da mão. Quando cansar vire de frente e volte a descansar em balasana. Repita para o outro lado.

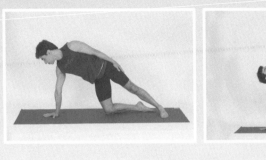
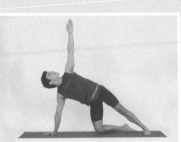
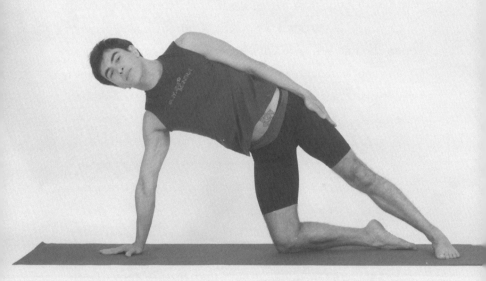
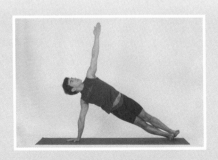

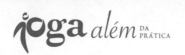

## CHATURANGA DANDASANA – FLEXÃO DE BRAÇOS

Essa postura parece a tradicional flexão de tríceps. O ponto de partida é a prancha. Com joelhos apoiados no chão, atrás da linha dos quadris, com o corpo paralelo ao chão, levemente projetado à frente, os braços estendidos e as mãos apoiadas na largura dos ombros, abdome e glúteos contraídos, flexione os cotovelos em ângulo de 90 graus, descendo o peito com os braços encostados nas costelas. Sustente por alguns segundos. Se não conseguir manter os braços próximos ao tronco pode afastá-los, facilitando o asana.

Descanse em balasana. Quando se sentir apto você pode ir aproximando os cotovelos das costelas e eliminando o apoio dos joelhos, deixando as pernas estendidas e o apoio apenas nas mãos e nos pés. Se conseguir fazer repita três ou quatro vezes, senão continue tentando. E vá aumentando o tempo de permanência na flexão.

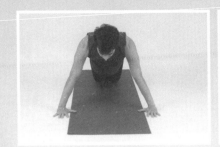
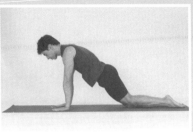
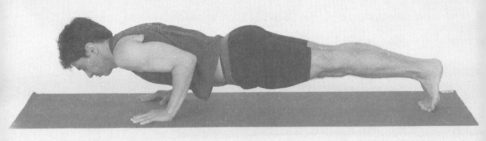
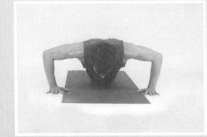
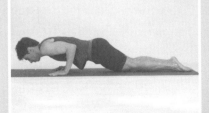

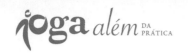

## VIRABHADRASANA 1 - GUERREIRO NÚMERO 1

Esse é um famoso guerreiro da mitologia hindu, que liderava os exércitos de Shiva. Afaste as pernas lateralmente até onde consiga se manter firme, distanciando-as mais ou menos o dobro da largura dos ombros. Vire o pé direito 90 graus para fora e o pé esquerdo levemente para dentro, cerca de 45 graus. Certifique-se de que a borda externa do pé esquerdo esteja bem apoiada. Gire os quadris totalmente para a direita. Flexione o joelho da frente, o direito, o mais perto de 90 graus que conseguir sem que o joelho avance da linha do tornozelo. A perna esquerda fica totalmente estendida. Eleve os braços pela lateral até juntar as mãos acima da cabeça, se for difícil deixe as palmas paralelas, com os cotovelos estendidos e ombros baixos, longe das orelhas, mantendo o corpo firme, abdome contraído e coluna ereta. Sem espremer o pescoço, tente olhar para as mãos, se tiver dificuldade mantenha o queixo paralelo ao chão. O olhar deve ficar fixo em um ponto ou os olhos fechados para que a mente não disperse. Permaneça, depois gire e faça do outro lado.

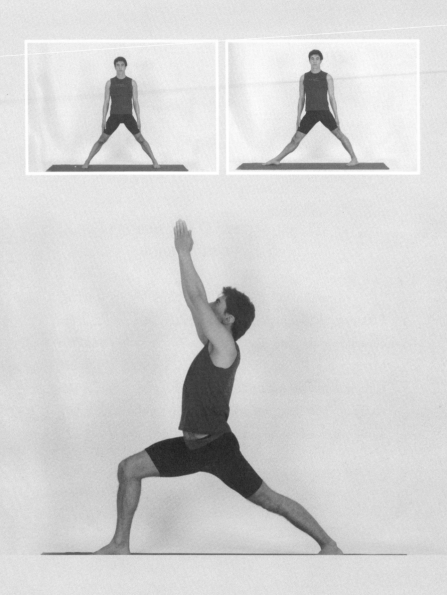

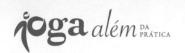

## UTKATASANA - POSTURA PODEROSA OU POSTURA DA CADEIRA

Mantenha os pés paralelos e unidos se possível. Flexione os joelhos como se fosse sentar numa cadeira, cuidando para que não ultrapassem os dedos dos pés. Mantenha o abdome contraído e a curvatura da lombar natural, sem causar hiperlordose. Mantenha os braços elevados ao lado da cabeça como no guerreiro numero um. Tente permanecer de um a dois minutos.

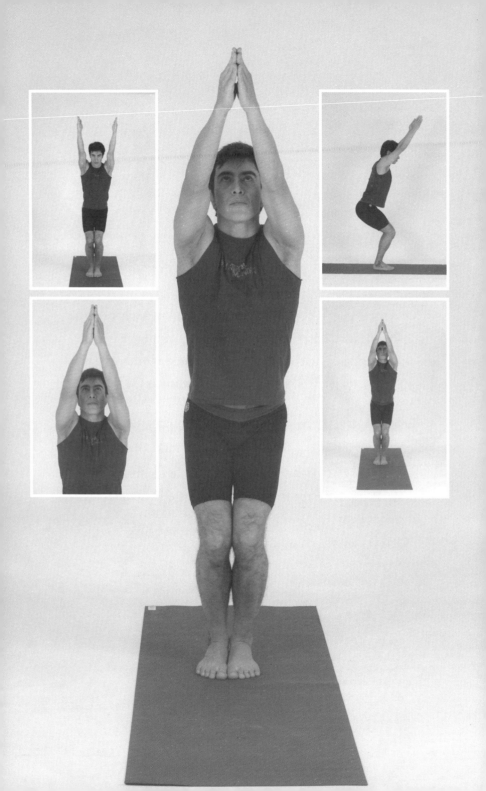

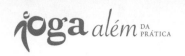

## NAVASANA - POSTURA DO BARCO ADAPTADA

Deite de costas com os pés apoiados no chão e joelhos flexionados. Eleve os ombros o máximo que puder e mantenha os braços elevados na altura dos ombros e paralelos ao chão. Se sentir dor no pescoço apoie a cabeça nas mãos.

Quando sentir que já está mais forte tente elevar as pernas flexionadas e aos poucos vá estendendo num ângulo entre 45 e 90 graus. Se causar desconforto volte a flexionar. Permaneça alguns segundos e vá aumentando aos poucos.

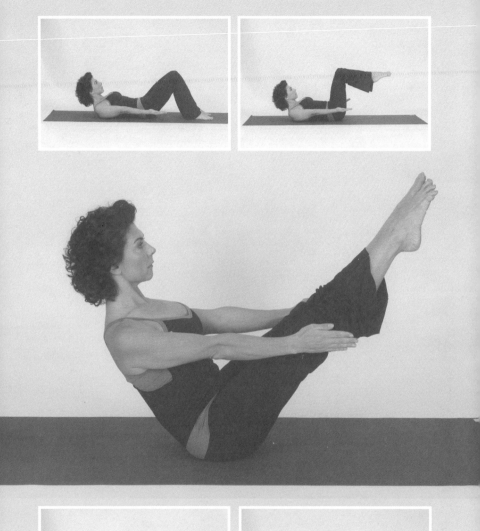
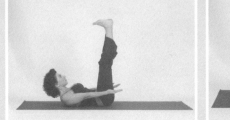
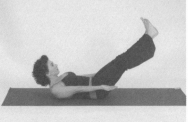

# RECEITAS

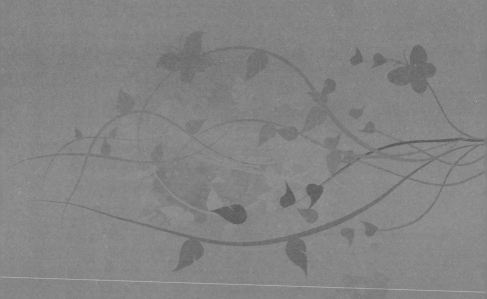

## RECEITAS

### CURRY DE CAMARÃO COM ARROZ DE LIMÃO

**Ingredientes**
**Para o arroz**
2 xícaras de água
1 colher (chá) de manteiga
1 colher (chá) de sal
1 xícara de arroz cateto (mais cremoso)
1 folhinha de limão
Raspinhas de limão-cravo com casca bem colorida

**Modo de fazer:** Leve ao fogo a água com a manteiga e o sal. Quando ferver, coloque o arroz bem lavado e a folhinha de limão. Quando ferver novamente, abaixe o fogo para o mínimo e cozinhe por 15 minutos ou até a água secar. Junte as raspinhas de limão, solte os grãos com um garfo e sirva com o curry.

**Para o curry de camarão**
1 colher (sopa) de manteiga
1/2 cebola picada
2 dentes de alho amassados
1/2 colher (chá) de gengibre ralado
1 pitada de canela
1 colher (café) de cominho moído

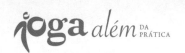

2 cardamomos, as sementes trituradas
1 colher (chá) de curry em pó
1/2 colher (chá) de cúrcuma em pó
Meia pimenta dedo-de-moça sem sementes, picada
1 colher (sopa) de farinha de trigo
1 colher (chá) de sal
1/2 xícara de leite
1/2 xícara de leite de coco
300 g de camarão (usei congelado, direto na panela, mas fresco fica muito melhor)
1 colher (chá) de raspinha de limão
1 colher (sopa) de suco de limão
Salsinha ou coentro picado a gosto

**Modo de fazer:** Numa panela, aqueça a manteiga e refogue nela a cebola, o alho e o gengibre. Junte a canela, o cominho, o cardamomo, o curry, a cúrcuma e pimenta e frite um pouco. Dilua a farinha no leite com o sal e jogue na panela, mexendo sempre. Quando engrossar, junte o leite de coco e o camarão. Deixe ferver por cerca de 3 minutos (ou mais se for congelado como o meu). Se precisar, adicione mais leite de coco ou mais farinha diluída em leite - para que o molho fique cremoso. Prove o tempero e corrija, se necessário. Junte as raspinhas e o suco de limão, mexa e polvilhe as ervas frescas. Sirva sobre o arroz branco.

**Rendimento:** 2 porções

# Um jeito bom e meio asiático de se comer berinjelas

Ela fica melhor ainda se guardada por até dois dias na geladeira. Pode ser servida quente, fria ou gelada. Como entrada ou acompanhamento.

## BERINJELAS AGRIDOCES COM ALHO E PIMENTA

**Ingredientes**
1 berinjela grande - 600 g
3 colheres (sopa) de azeite
4 dentes de alho finamente picados
2 colheres (sopa) de molho de soja
2 colheres (sopa) rasas de açúcar
2 colheres (sopa) de vinagre de arroz (ou use o que tiver à mão)
1 pimenta dedo-de-moça vermelha finamente picada
3 cebolinhas fatiadas (reserve um pedaço para decorar)

**Modo de fazer:** Corte a berinjela ao meio e depois em fatias longitudinais de 1 centímetro de largura. Corte as fatias agora na transversal, também com 1 centímetro. Qual seja: pique a berinjela. Numa frigideira grande, antiaderente aqueça 1 colher (sopa) de azeite e coloque metade da berinjela. Vá mexendo sempre, em fogo alto, por cerca de 5 minutos ou até a berinjela começar a dourar e amaciar. Reserve e faça o mesmo com a berinjela restante. Reserve toda a berinjela.

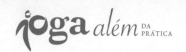

Coloque na frigideira o azeite restante e doure nele o alho. Junte o molho de soja misturado com o açúcar e o vinagre e a pimenta. Mexa bem e assim que ferver junte a berinjela reservada. Deixe cozinhar por cerca de 3 minutos ou até que o legume absorva o molho. Espalhe por cima cebolinha picada, mexa e sirva quente decorado com tirinhas de cebolinha, com arroz branco.

**Rende:** 4 porções

## CARIL SECO DE QUIABOS

**Ingredientes**
15 quiabos grandes
1 colher (chá) de sal comum
1 colher (sopa) de ghee, manteiga ou azeite
1 colher (chá) de cominho
2 colheres (chá) de grãos de mostarda
1 colher (chá) de grãos de coentro
1 dente de alho picado finamente
1 rodelinha de gengibre picado finamente
1 pimenta dedo-de-moça sem sementes picada
1 colher (chá) de cúrcuma (açafrão-da-índia ou açafrão-da-terra) em pó
Uma pitada de flor de sal ou sal comum

**Modo de fazer:** Cozinhe no vapor os quiabos inteiros polvilhados com sal, por 3 minutos ou até que mudem de cor e fiquem ligeiramente macios (sem deixar amolecer). Corte fora as extremidades dos quiabos e divida-os em pedaços. Numa frigideira grande e antiaderente, aqueça a gordura escolhida e coloque o cominho, a mostarda e o coentro. Quando começarem a pipocar, junte o alho, o gengibre e a pimenta. Mexa rapidamente e junte a cúrcuma e os quiabos, chacoalhando a frigideira para que os temperos grudem no legume. Cuidado ao mexer, para que os quiabos continuem íntegros. Polvilhe com flor de sal e sirva.

**Rendimento:** 4 a 6 porções

## PÃO DE MANDIOQUINHA

**Ingredientes**
500 g de mandioquinha (batata-baroa) cozida no vapor até ficar macia e resfriada
3 colheres (sopa) de açúcar
1 colher (sopa) de sal
2 ovos
1 xícara de água morna
1 colher (sopa) de fermento biológico seco misturado com meia xícara de água filtrada

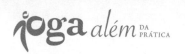

Cerca de 1 quilo de farinha de trigo
100 g de manteiga sem sal em temperatura ambiente ou gelada e ralada.

**Modo de fazer:** no liquidificador bata a mandioquinha com o açúcar, o sal, os ovos e a água morna. Coloque numa bacia grande junto com o fermento hidratado. Junte, aos poucos, mexendo com uma colher de pau, a farinha. Quando a massa ficar dura, junte a manteiga e mexa para incorporar. Termine de juntar farinha de trigo, sempre aos poucos, amassando agora com as mãos, até resultar numa massa lisa, que não gruda mais. Cubra com plástico ou pano e deixe crescer até dobrar de volume. Divida a massa em quatro partes e, numa superfície polvilhada de farinha, abra com rolo um retângulo comprido. Enrole como rocambole e coloque em assadeiras untadas com manteiga e polvilhadas com farinha de trigo. Deixe espaço de uns 10 centímetros entre eles. Quando a massa do pão modelado tiver novamente crescido, polvilhe com farinha (uso sempre uma peneirinha fina - não precisa polvilhar nada, é só frescura) e leve ao forno pré-aquecido bem quente. Deixe assar por 10 minutos, abaixe a temperatura para baixa e deixe assar mais 50 minutos ou até que o pão fique dourado.

**Rende:** 4 pães

## MÚSCULO COM CEBOLAS E ALECRIM, COM BATATAS DOURADAS NO AZEITE DE URUCUM

Essa receita, um cozidinho de músculo com batatas e aroma de alecrim é baseada no filme Estômago, do diretor Marcos Jorge, onde o ator João Miguel vive um cozinheiro. Eu gosto muito desta carne pelo simples motivo que muita gente a rejeita – o colágeno entranhado, que fica gelatinoso depois de cozido. E como colágeno é proteína e não gordura, trata-se de um corte magro, cheio de sabor e suculência. Adaptei uma receita de minha mãe que não cozinha junto as batatas porque roubam sabor da carne (podem ver, a batata cozida com carne fica deliciosa, já a carne e o caldo perdem sabor). Eu não gosto de juntar batatas a este tipo de prato porque acho que o cozido fica mais apurado e saboroso no outro dia. Enquanto as batatas amanhecidas ficam com gosto de marmita. Mas cebolas e cenouras vão bem, somam, contribuem. Também não gosto de juntar cebolas e pimentões para cozinhar junto com a carne porque derretem até o fim do cozimento. E gosto de senti-los. Então, só entram quando a carne já está macia.

### Ingredientes

800 gramas de músculo cortado em pedaços
2 colheres (chá) de sal ou a gosto
1 pitada de pimenta-do-reino
2 dentes de alho socados
2 colheres (sopa) de azeite de urucum (azeite aquecido em fogo baixo com sementes de urucum e coado - 1 colher de sopa de

grãos para 1 xícara de azeite - pode fazer com um bom óleo)

1 colher (sopa) de alecrim fresco picado

1 colher (chá) de cominho triturado

2 xícaras de água quente

12 cebolinhas (320 g)

1/4 de pimentão verde em tirinhas

1/4 de pimentão vermelho em tirinhas

1 cebola média em fatias

2 colheres (sopa) de salsinha picada

**Para as batatas**

12 cebolas pequenas (600 g)

1 1/2 colher (sopa) de azeite de urucum

2 dentes de alho micropicado

1 pimenta dedo-de-moça sem sementes, finamente picada

1 colher (sopa) de alecrim fresco picado

1 colher (chá) de flor de sal ou sal grosso triturado

**Modo de fazer:**

**A carne:** tempere os pedaços de músculo com sal e pimenta-do--reino e reserve. Numa panela de pressão, doure o alho no azeite de urucum em fogo alto e junte a carne. Mexa e deixe dourar por cerca de 10 minutos. Junte o alecrim, o cominho e a água quente. Tampe a panela e cozinhe em fogo por 30 minutos contados a partir do momento em que a válvula começou a chiar. Deixe sair toda a pressão da panela, fora do fogo. Abra a panela e coloque as cebolinhas inteiras. Cozinhe com a tampa apoiada, mas sem pressão, por 10 minutos. Junte os pimentões, a cebola e metade da salsinha e cozinhe por mais 10 minutos. Prove o sal e corrija, se necessário. Se precisar, junte um pouco mais de água quente (deve restar um pouco de molho). Na hora de servir, espalhe por cima o resto da salsinha.

**As batatas:** descasque as batatas e cozinhe no vapor (steamer de bambu, cuscuzeira ou panelas de vapor) por cerca de 15 minutos ou até que fiquem macias, mas íntegras. Numa frigideira grande e antiaderente, aqueça o azeite e doure nele o alho, sem deixar queimar. Junte a pimenta, o alecrim e o sal. Mexa e logo em seguida coloque as batatas. Vá chacoalhando a frigideira até que as batatas fiquem todas recobertas pelos temperos e comecem a dourar um pouco. Sirva com a carne.

**Rende:** de 6 a 8 porções

## SORVETE DE CREME DE ABACATE COM LIMÃO

**Ingredientes**

1 abacate grande ou 250 g de polpa
3 colheres (sopa) de açúcar
4 colheres (sopa) de suco de limão-rosa

**Modo de fazer:** bata tudo com o mixer, coloque na sorveteira e deixe até congelar e ficar cremoso. Ou leve ao freezer, em forminha de gelo ou numa tigela de inox - neste caso, para ficar cremoso, vá raspando e misturando de vez em quando até congelar.

**Rende:** 2 porções

## CHÁ DE HIBISCO

Coloque numa chaleira 1 litro de água, 5 ou 6 hibiscos frescos sem sementes (em lojas de especiarias há deles secos e podem ser usados assim), umas 3 rodelas de maçã, um pau de canela e dois cravinhos. É só levar para ferver por 3 minutos ou até o pigmento ser todo liberado (os frutos devem ficar esbranquiçados). Adoce se quiser. Tome quente ou frio (gelado, numa taça de vinho) ou use para fazer reduções, gelatinas, sorvetes e sagu.

**Neide Rigo**
**Blog: http://come-se.blogspot.com.**

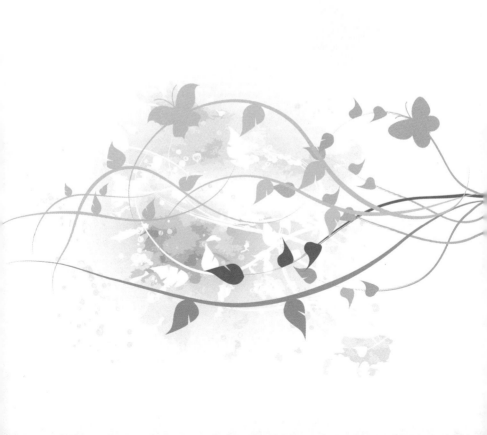

# CAPÍTULO QUATRO

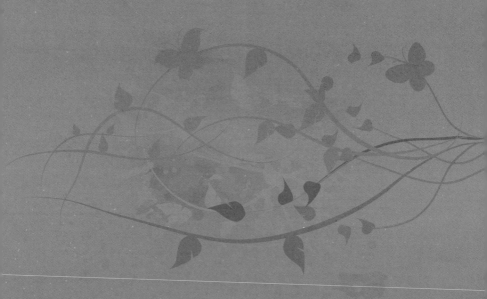

# Ioga e sexo

*Crescei e multiplicai-vos*
Gênesis, Capítulo 1, versículo 28.

Sexo faz parte até da Bíblia, mas não é assunto que se veja muito nos livros de ioga. Na verdade, a maioria quando vai até esse ponto, onde nem todos chegam, é para mencionar o controle do desejo, quase uma abstração do assunto. Mas, vamos falar francamente, é coisa rara um abnegado que espere alcançar a iluminação através da castidade – pelo menos em nosso mundo.

Por outro lado, fazem parte do imaginário popular e alguns espertalhões se aproveitam disso, palavras como tantra ou kundalini, evocando orgasmos que duram horas, retenção de sêmen e outros delírios. Lamentamos decepcionar. Tantra é o nome que se dá a ensinamentos práticos para expandir a

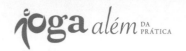

consciência e a tão afamada kundalini é a velha e boa energia primal do ser humano. Enfim, são muitos os equívocos nessa área, mas não queremos entrar nesse mérito.

**O tirano Eros** — Também não fazemos apologia de sexo, nem manual de como se tornar irresistível ou coisa que o valha. E olha que nos arriscaríamos a vender milhões se nos aventurássemos nessa praia. Mas Platão já alertava no Livro das Leis sobre "a dominação do tirano Eros, que uma vez entronizado no nosso espírito passa a reger, perigosamente, todos nossos movimentos". Abaixo à tirania do prazer. E viva o prazer!

Quem procura a prática normalmente vai em busca de melhora física e eventualmente mental. Acaba encontrando outros aspectos e de quebra uma grata surpresa, que pode incluir melhora do desempenho sexual, já que além da onipresente respiração, os músculos internos diretamente envolvidos no caso também são trabalhados, como o períneo. Não que o objetivo primordial seja esse, é apenas uma espécie de bônus e dos mais agradáveis. E os asanas são capazes de soltar a imaginação para performances nunca imaginadas. Qualquer dúvida é só lembrar as imagens do Kama Sutra e suas exóticas posições sexuais – exóticas para nós, bem entendido.

Sexualidade é uma energia da qual dispomos para conhecer e amar, abertura para um diálogo mais amplo e profundo. Estresse e problemas traduzem-se em irritação e, definitivamente, esse não é o jeito ideal para encarar sexo. Ioga relaxa tanto a mente quanto o corpo, permite desfrutar melhor das sensações. Isso pode transformar principalmente os apressadinhos, alvos de grandes queixas, em tipos mais controlados e com maior capacidade de usufruir da relação. É aquela velha história de curtir o caminho em vez de procurar chegar ao destino rapidamente.

**Menos remédio** – Reza a lenda que a atividade sexual diminui com a idade, mas a ioga está aí para tentar contrariar essa dura realidade. Além da óbvia melhora da circulação, fundamental principalmente no caso masculino, trabalha ainda flexibilidade, força e oxigenação, além dos aspectos de determinação, superação e contentamento. De quebra apura os sentidos, é quase uma questão de pele. Esse conjunto é bom caminho para maior longevidade e qualidade da relação. Se mais brasileiros seguissem por ele, o país sem dúvida cairia alguns pontos no ranking que o coloca como segundo maior consumidor mundial de medicamentos para disfunção erétil.

As mudanças da menopausa, que afetam profundamente a sexualidade feminina, também têm novas possibilidades com a ioga. A ginecologista Helena Hachul, chefe do ambulatório de Distúrbios do Sono do Ambulatório de Climatério da Universidade Federal de São Paulo (Unifesp), aplica tratamentos complementares em grupos de voluntárias que lidam com distúrbios dessa fase da vida. Além de ioga, são usados também fisioterapia, massagens, RPG, alongamento e ingestão de cálcio. Apesar de não mensurar exatamente sexo, pois os questionários abordam aspectos da qualidade de vida geral, ela observa que esse é um dos aspectos que apresenta ganho. "Se a gente pergunta, respondem que a vida no geral melhorou. Espontaneamente não declaram, mas, se formos esmiuçando cada item, dizem que melhorou inclusive a parte sexual."

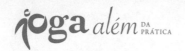

A médica aponta o crescimento da autoestima como um dos fatores mais significativos da mudança: "Elas começam a usar brinco, a se arrumar mais, a postura muda diante da vida. O que a gente observa é que a paciente que tem uma melhora apresenta essa melhora de maneira geral. Sentindo-se melhor, consegue ficar melhor diante da vida. Esse progresso é relatado em vários aspectos, no relacionamento com o parceiro, seja no dia a dia, seja na parte sexual, em todas as coisas ela vai tendo um ganho".

A preocupação dela agora é demonstrar cientificamente os benefícios desses meios ainda vistos como alternativos: "Que há melhora das pacientes todo mundo sabe, mas no meio científico se você não provar não existe. Então para a gente ter credibilidade, além dos questionários sobre qualidade de vida, que são subjetivos, estamos criando moldes para comprovar cientificamente essas conquistas".

## UM CORPO MAIS DISPONÍVEL

Todo convite profissional que a atriz Ângela Dip recebe traz implícito não só o uso do talento como o do corpo. Também pudera, ela já gastou a sapatilha no balé clássico, jazz, dança moderna, método de Martha Graham, ginástica olímpica, kung fu e flamenco. Atua usando técnicas circenses, de dança e luta em dramas, comédias, TV, cinema, nos teatros, adulto e infantil, em solos, escreve, dirige (ufa!) e recentemente interpretou Inah Monjardim, mãe da cantora na minissérie global Maysa. Aos 48 anos, há cinco com o auxílio luxuoso da ioga, não admira que esteja em ótima forma, como pode ser comprovado tanto nas fotos do livro, que ela topou fazer com alegria, como pela entrevista, que, entre outros méritos, é muito divertida. Além de todos esses rodopios, namora um empresário que também é praticante.

### Ioga funcionou como cupido?

Eu já o conhecia, ele fazia ioga há muito mais tempo que eu. Depois que me separei a gente se aproximou. Agora estamos em uma fase ótima, deu uma estabilizada, muito por minha conta, quem ficava balançando era eu, tinha acabado de me separar, não queria casar, queria ficar borboleteando...

### Faz alguma diferença na vida do casal o fato de os dois serem praticantes?

O máximo que eu lembro é que em algumas brigas que a gente teve o vi subir para a cobertura e ficar meditando. Mas acho bom quando eu faço aula e ele está na sala. Acho bom estar com uma pessoa que não fuma, não bebe e faz ioga. Essas escolhas de quem você ama, com quem você transa, são escolhas um pouco éticas, morais. Uma pessoa que faz ioga tem muita chance de ter mais moral. Não que isso seja determinante, mas acho que já está buscando caminhos. Não gostaria de estar com alguém que não se cuidasse, psico e fisicamente, que é o que ioga promove, e não tivesse nem aí para a questão de saúde, bem-estar. Então é muito legal estar com um cara – conta ponto, sempre contou pontos – que senta e não toma vinte cervejas, não tem barriga imensa e não fica arrotando, suando e peidando em cima de mim. Mesmo

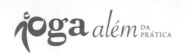

porque tem uma coisa energética que a ioga promove, quando o corpo está alinhado você deve emanar uma energia que deve vibrar em uma frequência de harmonia.

**Sexualmente dá para dizer que faz alguma diferença?**
　　Você está com uma pessoa que tem o corpo mais disponível, por exemplo. Eu pelo menos sempre tive uma coisa corporal forte desde pequena, não conheço o oposto. Imagina estar com uma pessoa dura, um quebra o outro, não consegue se virar... Com a ioga já dá para passar da página 15 do Kama Sutra. A pessoa tem mais elasticidade, mais saúde, mais preparo. Isso corrobora para um sexo melhor do que com alguém arfando ou com uma barriga imensa. Isso tudo conta, principalmente depois que passar a paixão. Não me imagino transando com uma pessoa travada, 'ai minha coluna, ai minhas costas', ai não sei o quê. Não que eu fique fazendo coisas mirabolantes, mesmo porque depois de certa época de namoro, passadas as primeiras coreografias, a gente acaba caindo no papai-mamãe. Mas enfim, caso você e seu parceiro tiverem um trabalho de corpo, que não necessariamente precisa ser ioga, pode dar uma variada, fazer uma coisa de pé, algumas estrepolias. Eu, por exemplo, se fosse atrás de kundalini, tantra ioga, talvez conseguisse fazer alguma diferença sexualmente.

**Preferimos não abordar esses tipos de ioga, estamos só na questão genérica.**
　　Pois aí, ioga promove a saúde. Se você está mais saudável também vai ser mais legal. O fato de eu estar namorando um

cara que também faz ioga e não bebe, quando muito toma uma cerveja, um copo, ajuda muito. Eu também sou fraquérrima para bebida, até os 38 anos nem bebia. Hoje bebo um pouco de vez em quando para dar uma enlouquecida, perder as estribeiras – não que eu precise, é claro.

**Como foi que ioga entrou em sua vida?**
Eu sempre fui hiperativa desde pequenininha. Era carnívora e chocólatra, até os 17 anos comia só carne e chocolate, uma espécie de dialética das porcarias, detestava pão, massas, grãos, tudo. Aos 18, como era muito agitada, alguém me aconselhou ioga, fiz duas aulas e detestei, muito parado. Há cinco anos recomecei e aí o que achei mais legal é que baixava o meu giro. Eu saía da aula mais centrada, mais calma, me dava quase vontade de dormir – por ser muito ligada eu só tenho vontade de dormir à noite. Acho que tenho muita energia mental, muita, estou sempre pensando, criando, não tenho um minuto de calma, de paz. Eu sempre tenho a impressão de que estou mais rápida que todo mundo no planeta e na ioga é como se o cérebro andasse com menos velocidade. Eu estava interessada em me acalmar, uma pessoa o tempo todo ligada é cansativa, para mim mesma é cansativo. Tudo me estimula, eu tenho olho de abelha, acho que por ser atriz, ser artista, eu presto atenção em tudo que está acontecendo. Quando estou no palco tenho que estar atenta a tudo, na minha fala, na fala do outro, na plateia, na música, na hora de entrar, e isso na vida cansa. Para mim, focar é a maior dificuldade, então acho que a coisa da meditação, da respiração da ioga proporciona isso.

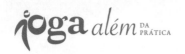

O diferencial para mim na ioga é a questão da respiração, não do exercício, exercício sempre fiz, não descobri nenhum movimento novo. Mas aliado à respiração existe a permanência, e também é grande a dificuldade de me fixar, de parar. Com a idade, o estresse, tudo vai ficando insuportável. Eu me irrito com barulho, papo furado, perda de tempo, principalmente com barulho. Nos asanas a gente precisa ficar um tempo, às vezes só não fico mais porque está doendo. Acho que tudo isso vai criando essa calmaria, esse diferencial do que eu sou o tempo inteiro, que faz buscar uma coisa diferente de mim. Exercício por exercício eu posso potencializar tudo o que tenho, correndo, andando, ficando cada vez mais agitada.

**Ioga ajudou na sua transformação de chocólatra e carnívora em vegetariana cabeça?**

Não, começou mais cedo, com 17 anos, com Neka Menna Barreto (banqueteira e dona de bufê). A gente começou a trabalhar no mesmo grupo de teatro lá do Sul, Balaio de Gatos. A Neka tinha uma coisa de comida alternativa, culinária natural e eu o exercício alternativo. Aí fiquei totalmente alucinada, fiquei um ano fazendo macrobiótica, fiz curso de culinária natural, o Sul tem influência alemã muito forte. Essa coisa de comida natural, ecologia de comida, começou lá. Comecei a chegar com arroz integral em casa, estava fazendo movimento estudantil, já era totalmente de esquerda, o pacote vinha com tudo, alimentação, exercícios, não depilar, tudo junto. Radical, parei totalmente de comer carne e vivia empanturrada de grãos, castanha do Pará – engordei inclusive. Foi então que comecei nessa história de regime na qual até hoje estou.

Vim para São Paulo fazer dança e perdi o chão. Eu sempre tive problema de comer por ansiedade, estava perdida numa cidade sem saber o que queria, o que fazer. Não voltei para o Sul porque sou muito orgulhosa, mas aqui estava péssimo e a saída era a geladeira. Eu era sócia da ACM (Associação Cristã de Moços), ficava três horas nadando, tipo aquele filme A Liberdade é Azul (de Krzysztof Kieslowski, com Juliette Binoche), afogava literalmente as mágoas. Depois comia pra caramba, por compulsão, só bobagem, bolacha, essas coisas, puro carboidrato. Engordei 18 quilos, não tinha mais família, não tinha mais namorado, não sabia onde estava nesta cidade, foi completamente desestruturador e desesperador. Fui fazer terapia, todas as linhas, Reich, grito primal, tudo eu encarava.

Fui me achando na cidade, no meu trabalho e somente agora decidi voltar a comer carne. Estou fazendo ortomolecular e o médico sugeriu que comesse dois bifinhos por semana. Na verdade carne nunca me desgostou, foi uma opção que fiz. Nunca vou ser uma carnívora, mas tem essa coisa de menopausa, de hormônio, de músculo. Vou começar a consumir como remédio, umas fatias de boi verde, esse boi criado com amor, carinho e verdade... Mas tem também um lado de reposição hormonal, sou uma pessoa que faz sempre muito exercício então tenho de cuidar porque de repente estou meio em desequilíbrio, nunca estive anêmica, mas tem a ver com a idade.

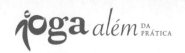

**Você acha que então ioga influi em menopausa, em envelhecimento?**

Eu queria saber mais de ioga para menopausa, ativar tal e tal hormônio, acho que é bem legal, justamente para quem não quer ficar dependente de remédios. Acredito que se você tem um professor sério e faz com dedicação reverte um tanto do processo, consegue ganhar muita coisa na sua vida não só física como espiritual, interna e hormonal. Ioga tem essa preocupação de trabalhar tripas, interiores, além da mente. Tem uma coisa de beleza, bem-estar, sou muito vaidosa, tudo o que faço penso nisso, ioga é oxigenar, deve fazer bem para pele. Uma pessoa mais calma – não lesada, mas serena – é mais bonita.

**Em cima do trabalho, faz alguma diferença?**

Se fico nervosa, se acontece alguma coisa, por exemplo, vou fazer um teste, fico fazendo aquelas respirações. Estou esperando sentada, posso meditar ou respirar sem ninguém perceber, uma respiração que me acalme para que eu não fique estabanada. Só preciso saber direito qual o tipo de respiração, há respirações que acalmam, outras animam, posturas que estimulam, que acalmam – não sou adepta de remédios para dormir. Se soubesse outros artifícios para viver melhor iria lançar mão, pois eu acredito. Incenso não uso mais, descobri que parece que dá câncer. E gosto de aromaterapia, uns cheirinhos que ponho na minha casa, um pé de manjericão...

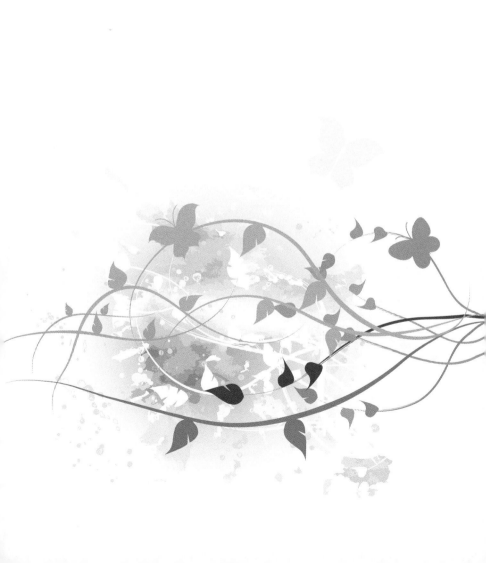

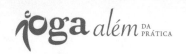

# PRÁTICA

## BANDHAS

*Bandha* significa fecho ou fixação, contrações de determinadas áreas do corpo relacionadas aos *chakras*, centros da energia vital que funcionam como canalizadores do fluxo energético. A energia descendente, a *apana vayu*, é conduzida para cima através das contrações. Da mesma forma, a energia ascendente, *prana vayu*, vai para baixo, ambas confluindo na altura do umbigo. Depois se concentram na área do períneo onde fica o *chakra* básico, despertando a *kundalini*. Essa energia primal do ser humano pode fazer toda a diferença quando o assunto é sexo.

São quatro as contrações básicas:

1) *jalandhara* – contração da garganta;
2) *uddiyana* – contração do abdome;
3) *mula* – contração do assoalho pélvico, e
4) *jihva* – contração da língua.

A *bandha traya* é contração simultânea da garganta, abdome e assoalho pélvico, a *maha bandha* a combinação das quatro.

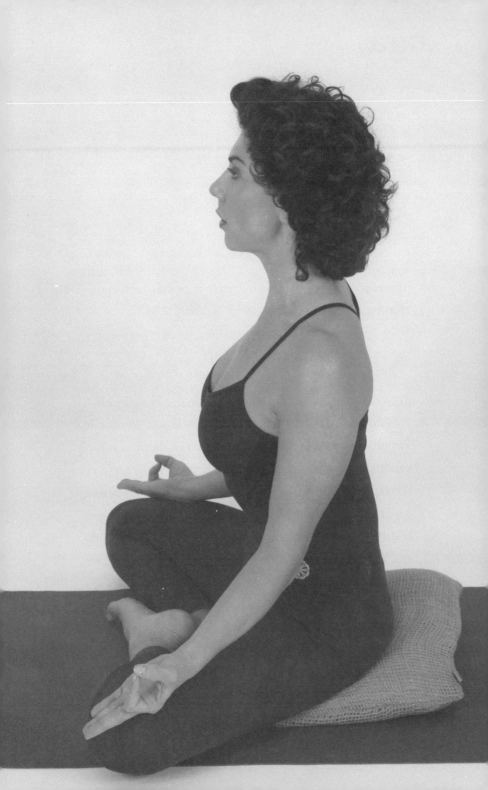

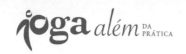

## EXERCÍCIOS

Para executar os bandhas, sente-se sobre seus calcanhares e separe os joelhos ou cruze as pernas numa posição confortável, as palmas sobre as coxas.

### MULA BANDHA

Primeiro, contraia o esfíncter anal, e em seguida o assoalho pélvico para que o trato uretral seja contraído. Por último, recolha a parte inferior de seu abdome, reforçando a contração dos glúteos. Conte cinco segundos, relaxe, repetindo cinco vezes. Aumenta a potência sexual e a irrigação sanguínea na região pélvica, ajuda no controle do orgasmo e evita a dispersão da energia sexual. Pode ajudar a prevenir a incontinência e reforçar as paredes vaginais após o parto.

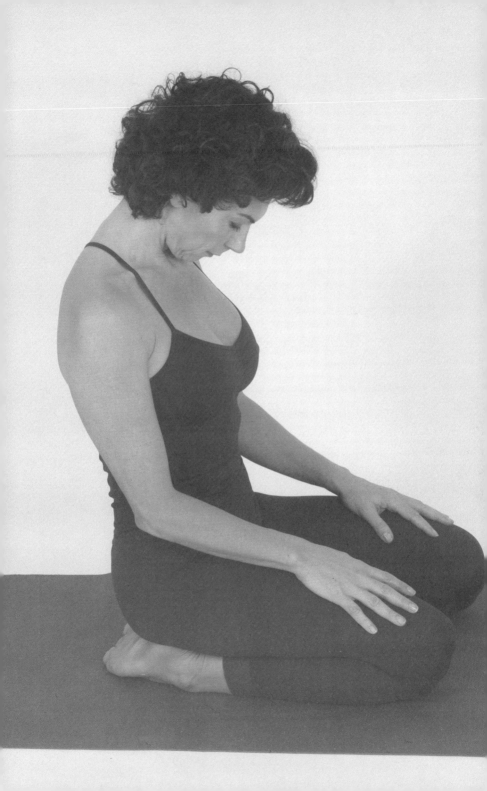

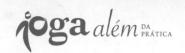

## UDYANA BANDHA

Sente-se nas posições recomendadas, expire e sugue o abdome como se estivesse puxando para dentro e para cima. Mantenha a cavidade e ao inspirar solte a barriga. Repita cinco vezes. Esse bandha é considerado o mais importante, pois dá suporte a nossa respiração e incentiva o desenvolvimento do núcleo central da musculatura envolvida.

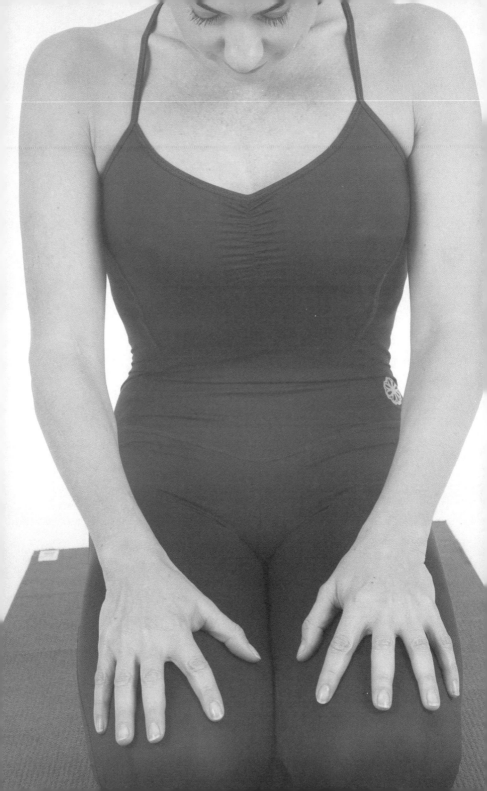

# CAPÍTULO CINCO

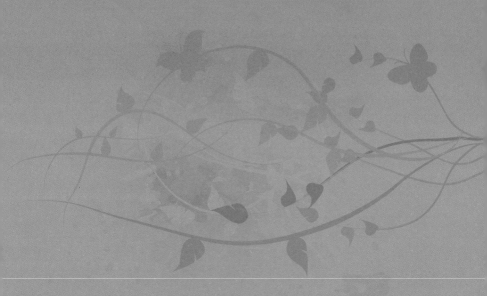

# Ioga e mudança de atitude

*Hábitos são hábitos e não devem ser atirados pela janela, e sim persuadidos a descer escada abaixo, degrau por degrau.*

Mark Twain

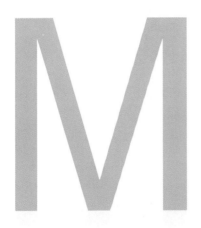

ais que meros exercícios físicos ou até mesmo mentais, ioga acaba conduzindo a algumas mudanças de atitude. Elas variam, maiores, menores, mesmo porque ninguém é igual a ninguém e um dos objetivos da prática é respeitar essas diferenças. O importante é que ocorram. A verdade é um dos ingredientes básicos, nesse caso, e uma bela maneira de adotá-la para uma receita de vida é se autoaplicando. Suas atitudes são tomadas considerando seus princípios, ou você age levando em conta posição, opinião alheia, status? O que é realmente necessário na nossa vida?

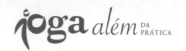

Quanto tempo dedica a você mesmo? Um simples questionamento como esse já acende um novo olhar.

Veja no fundo quem é, do que precisa realmente, o que faz seu bem. Uma aceitação melhor de si mesmo pode desaguar em um resultado muito satisfatório, nosso já conhecido santosha, aquele conceito sobre sentir-se bem consigo, como estar feliz à toa, sem grandes razões aparentes para essa felicidade. É uma variável da boa e velha autoestima, hoje tão valorizada em qualquer consultório médico, terapia ou manual de autoajuda.

Santosha acaba levando à diminuição de ansiedade, de comparação, de cobranças. O próprio ego agradece, paradoxalmente se fortalece e diminui de tamanho, para de ocupar tanto espaço em nossa vida, abrindo brechas para o próximo passo, o desapego, tão importante neste mundo cada dia mais volúvel.

**Peso extra** — Um dos grandes atingidos por esse novo estágio de consciência é o consumismo desenfreado, um dos vilões não só da nossa como de toda a vida do planeta, vítima passiva à deriva entre governos, fazedores de lucros, aproveitadores e meros alienados. A empresária Marina Correa Senna admite que sua relação com consumo, complicada para quem vive no mundo da alta moda, foi completamente afetada pela prática da ioga: "Mudou completamente, quero autonomia para poder fazer o que acredito, não para ficar rica. Acho que a ioga fez parte desse processo, desse questionamento. Hoje gasto muito menos e consumo muito menos que consumia". Veja na sequência a entrevista completa.

*Instantes*, poema de autoria discutida, atribuído principalmente ao argentino Jorge Luis Borges, em que um ancião faz balanço de sua vida, em um de seus versos afirma que se pudesse viver novamente, viajaria mais leve, com menos guarda-chuvas, seria menos perfeito, mais relaxado. No fim da vida o personagem se dá ao luxo de dispensar armaduras, recursos típicos do arsenal humano, pois sempre julgamos insuficiente nosso verdadeiro eu. Insuficiente para quem? Sem esquecer de que qualquer armadura é peso extra. Quem precisa de mais do que os pesos que já carrega? Como a gente acha que esse poema, seja do Borges ou não, é muito feliz em retratar um novo olhar, aproveitamos para mostrá-lo na íntegra. Em espanhol, por supuesto.

### Instantes

Si pudiera vivir nuevamente mi vida, en la próxima trataría de cometer más errores. No intentaría ser tan perfecto, me relajaría más. Sería más tonto de lo que he sido, de hecho tomaría muy pocas cosas con seriedad. Sería menos higiénico. Correría más riesgos, haría más viajes, contemplaría más atardeceres, subiría más montañas, nadaría más ríos. Iría a más lugares adonde nunca he ido, comería más helados y menos habas, tendría más problemas reales y menos imaginarios. Yo fui una de esas personas que vivió sensata y prolíficamente cada minuto de su vida; claro que tuve momentos de alegría. Pero si pudiera volver atrás trataría de tener solamente buenos momentos. Por si no lo saben, de eso está hecha la vida, sólo de momentos; no te pierdas el ahora. Yo era uno de esos que nunca iban a ninguna parte sin un termómetro, una bolsa de agua caliente, un paraguas y un paracaídas; si pudiera volver a vivir, viajaría más liviano. Si pudiera volver a vivir comenzaría a andar descalzo a principios de la

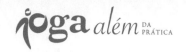

primavera y seguiría descalzo hasta concluir el otoño. Daría más vueltas en calesita, contemplaría más amaneceres, y jugaría con más niños, si tuviera otra vez vida por delante. Pero ya ven, tengo 85 años... y sé que me estoy muriendo.

Jorge Luis Borges

**DO TER PARA O SER**

Marina Correa Senna, empresária, começou do outro lado do balcão aos 14 anos de idade para fugir das pressões familiares: a irmã de 17 anos apareceu grávida e, na cabeça dos mais velhos, ela mais que provavelmente seria a próxima. Focada e determinada, aos 19 já tinha um emprego dos sonhos na Forum, com mais de 200 pessoas sob sua responsabilidade. Em 2001, abriu mão de um belo salário para criar a própria empresa. Hoje, a *Varejo de Moda* dá consultoria a grandes nomes do ramo. É sócia do próprio marido, com quem vive um amor há 16 anos. Apesar de lidar em um universo de sonhos de consumo, aprendeu a driblar as armadilhas do exagero e conta como a ioga ajudou.

**Como é que sente a relação de consumo nos meios em que trafega?**

Lido bastante com isso, trabalho com marcas e lugares que têm essa relação direta com status. Acredito cada vez mais que a relação com um consumo do supérfluo muitas vezes acaba ocupando um lugar, um vazio, afinal não é um consumo na sua maioria das vezes criado por necessidade. As pessoas estão muito mais em busca de viver um momento feliz, um momento onde elas são as pessoas mais importantes do mundo, as mais lindas, mais maravilhosas, poderosas, chiquérrimas...

**Quer dizer então que o que compram é menos importante do que o como, do jeito que o fazem?**

Eu vejo que na relação das pessoas com o consumo, no fundo, o produto é o que menos importa. Acho que algumas acabam vivendo na superficialidade de todas as relações, casamento, filho, trabalho, casa, amizade. E muitas delas vão comprar nos momentos de extrema alegria, 'aconteceu alguma coisa muito boa vou comemorar', ou na maioria das vezes na tristeza, insatisfação, frustração com alguma coisa na vida. Em muitas vezes chega a ser uma compensação tipo 'hoje não estou bem, mereço comprar alguma coisa'.

**Sua área é a crème de la crème do consumismo. Essa combinação de ioga com análise que você define como busca do autoconhecimento atuou na sua visão?**

Mudou completamente. A busca pela empresa foi isso, uma opção consciente, quero autonomia para poder fazer o que acredito, não para ganhar mais dinheiro, ficar rica. Acho que a ioga fez parte desse processo, desse questionamento. Hoje gasto muito menos do que antes, ganho igual e consumo muito menos que consumia. Estava envolvida naquele trabalho com aquela gente que pensa 'eu mereço sair para jantar, gastar uma fortuna, mereço comprar, viajar', numa relação de compensação que mudou completamente.

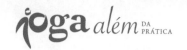

**Como foi sua entrada nesse mundo?**

Comecei como estoquista no Shopping Iguatemi. Era um universo de fantasia, eu vinha de ônibus de Santana[3]. Chegava lá era um deslumbre com aquele luxo, era uma meninada que entrava em um mundo bonito, tinha de se arrumar para trabalhar nas lojas e aí era só festa, balada, sexo, drogas e rock-n'-roll. Eu coloquei toda minha energia no trabalho, super-CDF, nunca criei problema, nunca fiz nada de errado, fui construindo esse personagem e criando uma carreira. O que me instigava era a possibilidade de aprender com as pessoas, tanto na relação do trabalho como na relação de compra. Você não estava vendendo roupas, estava vendendo sonhos do tipo 'você vai ficar bonita, você vai ficar feliz, você tem aqui alguém em quem pode confiar'. E fui crescendo.

**Como a ioga entrou nisso?**

Tenho uma amiga que me despertou para o autoconhecimento. Sou uma pessoa muito mental, chegou a um determinado ponto dos seis anos de análise em que senti necessidade de trabalhar o corpo. Comecei com alongamento e depois veio a ioga.

**Gostaria que falasse um pouco da sua mudança de comportamento nesse mundo de consumo, foi perceptível, foi palpável?**

A minha relação com consumo se baseava em 'eu mereço, trabalho tanto, vou comprar uma roupa cara', saía muito para

---

[3] Bairro da zona norte de São Paulo. (N. E.)

jantar, gastava muito em restaurante, viagens, essas coisas. No começo a mudança foi inconsciente. No segundo momento foi uma necessidade, deixei de ter salário fixo e em certos meses não tinha dinheiro mesmo. Na verdade, foi ficando consciente quando vi que não fazia mais aquelas coisas. Mesmo quando o dinheiro veio, quando teria condição para repetir o mesmo padrão, não tinha mais aquele tipo de necessidade. Hoje faço dez por cento do que eu fazia e estou mais feliz. Ainda consumo, gosto de uma boa comida, esse universo também faz parte, moro na Oscar Freire[4], mas acho que há outros valores. Vai mudando tudo, o círculo de amigos, quando você começa a mudar todas as relações em volta mudam. Tive consciência de alguns comportamentos meus e falei, 'chega, não quero ter esse tipo de comportamento'.

### Por exemplo?

Tive de lidar com minha ansiedade. Uma coisa é os outros falarem, outra foi quando percebi. Eu era muito ansiosa porque fazia milhares de coisas ao mesmo tempo, então tive de olhar para isso, tive não, expressei essa vontade de olhar porque aquilo podia estar deteriorando relações que não queria que estragassem ou podia estar comprometendo coisas que não queria que fossem comprometidas. E lidar com algumas outras críticas: que eu era muito dura, muito pensamento, muito fria, sempre vindas de quem era o oposto, pessoas emocionais, emotivas. Cheguei a me questionar, será que não tenho sentimentos? No caso da

---

[4] Rua de comércio sofisticado em São Paulo.

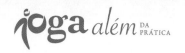

ansiedade eu atropelava as pessoas, isso é horrível. E outra coisa foi entender a maneira como percebo, sinto diferente e reajo de uma forma diferente, foi o processo de me entender, de como eu lidava com as minhas emoções. Com a análise e a ioga, duas grandes ferramentas, passei a entender como eu sinto.

**O que a levou a criar a empresa?**

Fazer alguma coisa em que eu acreditasse, que existisse vontade, que tivesse estímulo de que posso provocar alguma mudança, conseguir lidar com o mundo capitalista a partir do real. Todo mundo tem de pagar conta, mas com humanização. O que vejo hoje foi um pouco de amadurecimento, sem dúvida, tinha 19 anos quando tive esse momento mais consumista. Eu podia ter continuado, a trabalhar muito, ganhar muito e ficar me merecendo, comprando, compensando com consumo.

**O que é a Varejo de Moda?**

Basicamente uma consultoria de desenvolvimento humano voltada para negócios. Vou buscar os resultados que a empresa quer através da formação da equipe, do desenvolvimento daqueles envolvidos em gerar negócios. O pilar é o desenvolvimento humano, as empresas têm de entender que é através das pessoas que vão conseguir os resultados, precisam olhar para elas atentamente, com cuidado, respeito, esse é o espírito. É um ideal dentro do capitalismo. No fundo, empresários querem um consultor que diga 'mande embora, fulano não funciona'. Da consultoria querem uma fórmula mágica e isso não existe. Cada empresa tem uma cultura, feita por pessoas diferentes que a fundaram, por mais que os negócios sejam parecidos. Todos inclusive competem, mas a cultura das empresas é diferente, em uma o dono é agressivo, na outra é totalmente estético, quer dizer, cada um tem uma característica que imprime nelas. Quando você olha o comportamento da empresa, ela é reflexo de um líder, da pessoa que fundou. É impressionante como isso vai sendo traduzido no comportamento das pessoas que nela trabalham, no produto, na visão do cliente. É uma batalha diária ainda a lida com a Varejo, vem sendo um exercício muito enriquecedor.

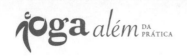

## PRÁTICA

Vamos começar com uma posição invertida. Por agir contra a gravidade, a invertida alivia a pressão nas pernas, ajudando no retorno do sangue, irrigando melhor o cérebro e o sistema nervoso central. E de cabeça para baixo você certamente verá o mundo de outro ângulo.

### INVERTIDA SOBRE OS OMBROS – SARVANGASANA, A POSTURA DA VELA

Com o quadril o mais encostado possível, sente-se bem próximo de uma parede. Deite-se de costas perpendicularmente a ela e levante as pernas, procurando manter o contato com a parede desde os glúteos até os calcanhares. Vá elevando os quadris com o apoio dos pés na parede. Coloque as palmas das mãos nas costas o mais próximo das costelas que conseguir e tente aproximar os cotovelos. Permaneça nessa posição pelo tempo em que se sentir confortável, podendo chegar mesmo a vários minutos. Desça vértebra por vértebra, começando pela região torácica com auxílio do abdome contraído e vá até encostar os glúteos novamente no solo. Essa versão é uma facilitação da postura. Quando estiver mais seguro pode começar a tentar o mesmo movimento, dessa vez tirando os pés da parede. No nível mais avançado o auxílio da parede fica dispensado.

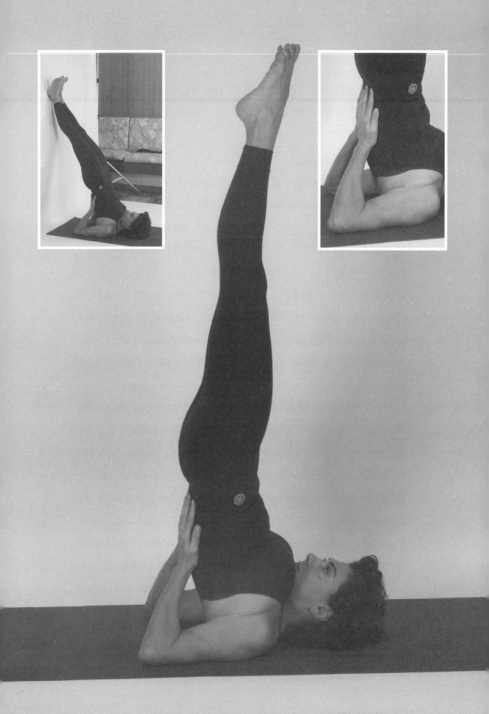

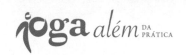

## RESPIRAÇÃO DA PURIFICAÇÃO – NADI SODHANA PRANAIAMA

Essa respiração é também conhecida como respiração alternada porque é feita alternadamente: pela narina direita, que representa a energia do sol, masculina, a razão, enquanto a esquerda evoca a lua, energia feminina, o instinto, a sensibilidade. Sente-se confortavelmente. Mantenha a mão esquerda sobre o joelho com o indicador e o polegar se tocando com a palma voltada para cima, é o jnana mudra, ou símbolo do conhecimento A posição da direita é o vishnu mudra, do cervo. Feche os dedos indicador e médio da mão direita em direção a palma abrindo o polegar, o anular e o mínimo. Tape a narina esquerda com o anular e expire profundamente, esvaziando os pulmões. Inspire pela direita, tape-a com o polegar e solte o ar pela narina esquerda. Reinicie a inspiração pela esquerda, solte pela direita, volte a inspirar com a direita e assim sucessivamente, podendo iniciar com dez ciclos completos de respiração terminando com a expiração na narina direita.

À medida que for ficando mais fácil você pode prolongar o tempo do exercício, fazendo-o por alguns minutos. Outra forma de enriquecê-lo também é reter o ar por alguns segundos depois da inspiração. E dar uma pausa depois da expiração antes de inspirar novamente.

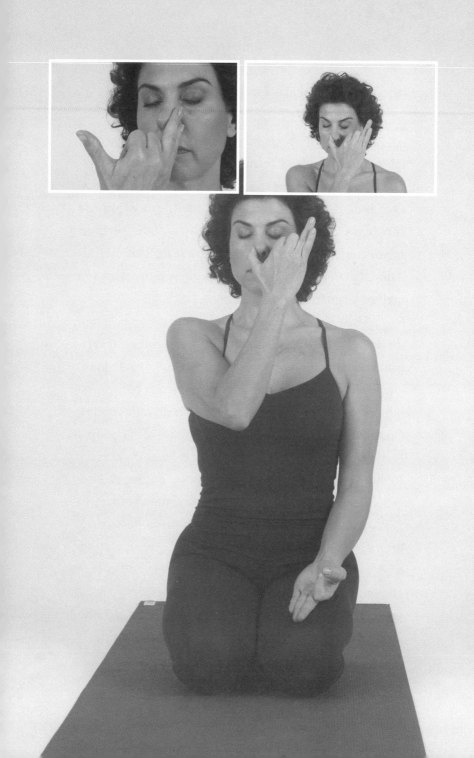

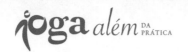

## VILOMA PRANAYAMA

O nome desse pranayama significa inverso, contrário, porque nele se respira de maneira oposta à normal. A técnica empregada para inspirar faz a diferença. O pulmão só é completamente cheio de ar depois de sucessivas etapas de inspiração, o que acaba gerando maior controle do processo da respiração. Ritmo é fundamental, mas ele vai chegando com a prática, faça seu melhor e aguarde os resultados.

Você pode começar sentado com as costas eretas, ou deitado caso queira conciliá-lo a um posterior relaxamento. Esvazie os pulmões. Inspire em dois tempos, enchendo apenas a parte baixa do tronco, a barriga, do umbigo para baixo. Segure durante um ou dois tempos. Continue a inspirar por mais dois tempos alcançando a região média, entre o umbigo e a parte baixa do externo. Repita a pausa de um ou dois segundos. Em seguida encha a parte alta em mais dois tempos e torne a prender.

Expire pelo nariz o mais lentamente possível de forma contínua e com som sussurrado. Tente repetir esse exercício pelo menos cinco vezes e, à medida que for progredindo, vá aumentando o número de repetições e pausas, procurando gradativamente um ritmo mais lento. Se sentir algum desconforto pare e volte a respirar normalmente.

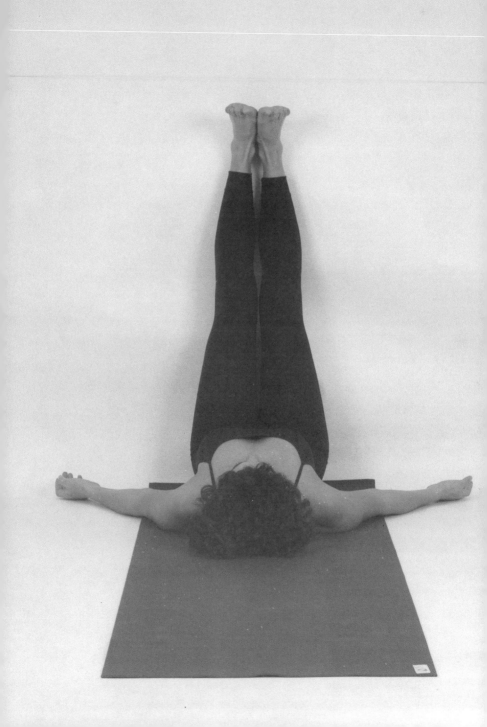

# CAPÍTULO SEIS

# Ioga, você e os outros

*L'enfer, c'est les autres*
Jean-Paul Sartre

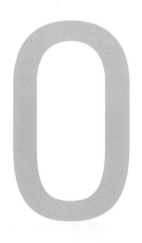O outro é sujeito ao nosso olhar, repleto do que aprendemos durante a vida, julgando toda aparência e atitude. 'O macaco senta no próprio rabo e aponta o rabo do vizinho', diz um velho e rasteiro ditado. O outro muitas vezes também reflete coisas nossas que preferimos não enxergar. Sendo mais direto, não podemos esquecer que para o outro lado somos nós o outro. E o mundo bem que deveria, mas não gira em torno do nosso umbigo.

Vivemos em uma cultura de aparências, de exposição cada vez maior e mais rápida. Andy Warhol foi até generoso quando previu que todos teriam seus quinze minutos de fama. Na atual conjuntura, as celebridades são fabricadas tão instantaneamente

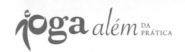

que essa fama dá impressão de durar segundos, tão rápida quanto vazia. E ainda bem que é assim, desaparece sem deixar saudade, com a nossa torcida para que não deixe sequelas.

Talvez aqueles mais influenciáveis ainda possam se dar conta do que realmente importa. Voltar-se para si, preocupar-se menos com o exterior, entrar em contato com sua essência é a chance de se conhecer realmente, sem interferência externa. É não ter muito que provar para ninguém, sequer para si mesmo. A relação com o mundo vai mudando à medida que os campos são trabalhados pela ioga: não-julgamento, valorização da intuição, fuga do pré-estabelecido e das comparações etc.

Para começar, é preciso diminuir as expectativas. Ver o outro sem julgamento, por exemplo, pode ser um bom caminho para a tolerância e para melhorar a convivência. As pessoas são o que são, e mesmo que nos afetem, temos nossa própria história. A vida vai deixando de ser uma competição. O outro não é mais o oponente, vão se fazendo presentes conceitos de não-violência, da verdade, uma espécie de atalho para a paz em um mundo tão conturbado. Desapego, consumo consciente e menos egoísmo são ganhos que a ioga propicia aos seres humanos.

**Solidariedade** — A aversão pode ser um sentimento revelador. Por que certos comportamentos ou certas pessoas despertam-nos sentimentos negativos? Quantas vezes a gente não vê no outro um defeito aparente que incomoda, talvez por ser reflexo de alguma coisa que não toleramos em nós mesmos, que sequer enxergamos ou admitimos que exista? Em vez da crítica, que tal um pequeno exercício de solidariedade? Em um mundo onde o conceito de bem comum cada dia é mais esvaziado, lembrar-se de pelo menos tentar ver o mundo com os olhos do outro pode ser o primeiro passo para despertar a vontade de lhe estender a mão. Utopia? Talvez, mas não vamos esquecer de que estamos todos no mesmo barco. E a possibilidade de evitar um naufrágio anunciado será cuidar para que cada um tenha lugar nessa tripulação.

## IOGA ATÉ A MORTE

Fernanda Lima, modelo, atriz e apresentadora de televisão, estreou na passarela com 14 anos de idade. Depois de passagens pela MTV e duas novelas globais, formada em jornalismo, ela apresenta quadros do Fantástico, revista semanal da TV Globo. Vive com o ator Rodrigo Hilbert, com quem teve os gêmeos João e Francisco em 2008. Ao gosto por esportes, que incluiu também a ginástica olímpica, Fernanda aliou a prática de ioga. Fez inclusive um vídeo sobre o assunto com seu professor, Cristovão Oliveira. Ele se viu envolvido em uma polêmica que chegou às páginas policiais sobre desidratação de alunos por excesso de chás e água para lavagens internas e até supostos casos de abuso sexual. Fernanda fala aqui sobre sua convivência com a prática, não se furtando a responder inevitáveis perguntas sobre seu controvertido instrutor.

### Como a ioga entrou em sua vida?

Vim para São Paulo com 15 anos, trabalhava como modelo e até os 28 só trabalhava e trabalhava. Não tinha final de semana

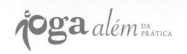

nem muita vida social, vivia plenamente o lado bom da cidade, mas tinha de me virar, morava sozinha, estava começando a vida. O que me fazia relaxar e sair um pouco da rotina era o esporte, que sempre gostei de praticar. No final de semana ia para a praia e me exercitava, voltava para São Paulo e ia para a academia, o que me incomodava um pouco, mas não tinha muita escolha. Corria no Ibirapuera, mas meu joelho começou a doer, obrigando-me a parar e fui ficando meio sem alternativa. Até que uma amiga indicou a massagem ayurvédica e eu nem sabia o que era.

    O massagista era mestre de ioga, o Cristóvão Oliveira, e logo na primeira sessão me deu uma surra, me deixou toda roxa. Eu estava acumulando posturas erradas, respirando mal, adquirindo um padrão de comportamento corporal que não estava de acordo com minha idade. Eu tinha 21, 22 anos e já com dor aqui, dor ali... Então ele argumentou que não adiantava fazer massagem uma vez por semana e continuar adotando esse padrão corporal, que eu deveria fazer ioga para aprender a respirar, adquirir uma postura melhor. Achei que não gostaria de ioga, o pouco que eu sabia a respeito é que era uma prática muito parada, sossegada e eu nunca fui muito tranquila, mas fui experimentar.

    Era asthanga ioga, uma prática superdinâmica, com 83 posturas sempre se repetindo sem parar, tudo o que eu achei que fosse odiar, pois detestava repetição, a rotina. Ao chegar para a primeira aula, percebi que era um lugar pequeno, e 40 pessoas dividiam uma sala superapertada, toda fechada. Fiz a aula toda bufando, nunca tinha feito um negócio tão intenso, tão forte corporalmente, e só consegui fazer a maioria das posturas porque sou muito alongada. No final da prática, me deitei para o relaxamento final e dormi na hora. Ao acordar, pensei 'meu Deus, onde estou, o que é isso, o que acabei de fazer comigo?'

Daquele dia em diante, isso foi há 10 anos aproximadamente, não parei mais de fazer ioga. Fiz um pouco de meditação, algumas vivências, karma ioga, limpezas, entrei um pouco dentro desse universo da medicina ayurvédica. Mas a ioga realmente é a minha história, porque posso fazer sozinha, onde quer que eu esteja. Já ensinei muita gente a fazer, não sou professora, mas aonde vou eu falo, pratico, as pessoas assistem, gostam e de repente estão fazendo junto. É uma prática muito adequada ao meu corpo, sou muito agitada, preciso fazer alguma coisa para gastar energia senão vou dormir incomodada. É o ideal para mim, não preciso estar no parque, não preciso estar dentro d'água, não preciso viajar, posso fazer no lugar que estou, em um hotel, ao lado de uma cama, um espaço pequeno, estico a esteira e faço minha ioga.

***Você fez várias atividades esportivas. Sente alguma diferença em relação à ioga, mudou o corpo em alguma coisa?***

Sim, tinha bursite nos dois ombros, muita dor no joelho quando corria, até hoje não posso correr porque é muito impacto para minhas pernas. Tudo que eu achava que já estava ficando dolorido e ruim e que a tendência seria piorar, melhorou completamente. Hoje não fico duas horas depois que acordo sem fazer ioga. Levanto, fico um pouco com as crianças, tomo um suco ou vou praticar em jejum para corrigir minha postura para o dia.

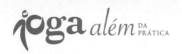

***Todo dia?***

Nem que seja por cinco minutos.

***Conte um pouco de sua rotina***

Acordo, vou para minha sala de ioga e então faço ao menos a saudação ao sol, cinco, dez, quinze minutos. Varia, quando tenho tempo faço uma hora e meia, se não faço meia hora.

***Você costuma "viajar" na ioga e não ver o tempo passar?***

Muito, quando vejo já fiz várias sequências inteiras. Óbvio que fazer sozinha é muito mais difícil, você acaba pulando algumas posturas que não gosta. Mas não importa, o mínimo que faço traz-me benefícios, já me corrige para o dia, sigo em frente bem melhor. Se vou fazer algum esporte, se vou nadar, antes faço ioga, que assim já chego pronta.

***Você tem esse treino todo de corpo, continua praticando alguma coisa além de ioga?***

Com duas crianças não existe tempo, acaba aquela de malhar, me cuidar. Se fico um dia sem trabalhar, consigo ir à academia fazer um pouco de musculação, tenho uma raia em casa, nado, ando de bicicleta. Gostaria de ter mais tempo para fazer mais esporte, é uma coisa que gosto. Como minha agenda está cada vez mais atribulada a ioga é o que me salva, é o que me dá mais prazer também.

***Em termos de cabeça, comportamento, perseverança, você sente alguma mudança?***

Isso é o fundamental na verdade, o que mais me pegou nessa história toda foi uma mudança de comportamento. Eu era muito radical, brigava no trânsito, gostava de fazer esportes radicais, levava minha vida ao limite sempre, me violentava sem saber. Arriscava mesmo, tipo me jogar de uma ponte de 300 metros em nome do meu trabalho, ficar presa em uma cadeirinha de rapel a 30 metros do chão, gostava de esporte radical, gostava de risco. Aos poucos fui me dando conta de minha vida, meu corpo. Eu era muito mais importante que meu trabalho. Eu deveria me cuidar, preservar, parar de me machucar, falo em termos físicos, pois vivia me batendo, batia nos lugares, batia a cabeça, a canela, o pé, machucava a perna, feria a mão, cortava. Eu sou muito estabanada, não mudei completamente, mas melhorei muito com a ioga, foquei, parei de dar tiro para tudo quanto é lado.

Ainda sou avoada, mas pratico meditação, então é aquele momento de me ouvir, entender o que está pegando, o que está ruim e por que. Isso para curtir os momentos de nada, de ficar em casa sozinha, de fazer o que gosto. Então quero cozinhar vamos cozinhar, plantar é plantar, molhar a grama, molhar a grama... E sem aquela 'não, mas eu tenho que trabalhar, tenho que ser, tenho que estar lá em cima...' Não tenho que nada, tenho que estar bem comigo, me encontrar, acho que procurava alguma coisa que eu nem sabia o que era, com a ioga encontrei dentro de mim.

**Você ainda trabalha como modelo e esse mundo fashion é extremamente consumista. A ioga mudou sua relação com isso?**

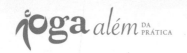

Olha, não sei. Nunca fui muito de consumo, sempre fui pé no chão. Minha família é muito simples, quando nasci já viviam em uma ótima condição, mas meus pais vieram do nada, construíram tudo. Então eu sempre soube valorizar o dinheiro, valorizar o que eu precisava, comprar o estritamente necessário, talvez a ioga possa ter me ajudado mais nisso.

**Quer dizer que você nunca teve fase consumista, nem quando modelo adolescente?**

Não, acho que não. Quando comecei a trabalhar, botei a cara na TV e fiquei conhecida, criei certa paúra de fama, de ser observada o tempo todo, da imprensa, de crítica, de opinião sobre mim. Fiquei um pouco assustada com isso e me rebelei, não sabia se queria isso, esnobava um pouco esse trabalho, achava tudo uma merda, que saco, ter de dar autógrafo, gente me observando. Vivi um momento de questionamento, e pensava 'não preciso disso, não sei se é isso que quero para minha vida'.

Nessa época comecei a fazer ioga e resolvi ficar em paz. Eu estava fazendo o que queria, a consequência de meu trabalho era aquela, ou aceitaria essa condição ou teria de trocar de profissão. Mas tudo de uma forma legal, sem ficar cuspindo no prato, aproveitando a minha fase de sucesso, aceitando-o, aproveitando, gostando, sem me rebelar contra ele. Não é ruim, se as pessoas estão olhando é porque estou na casa delas, não tem porque me esconder. Sou muito tímida fora da televisão, não aceitava que as pessoas me reconhecessem, me observassem, me criticassem. Ioga me ajudou a aceitar muitas coisas de uma forma positiva e leve, sem pesar.

### Mudou sua relação com os outros?

Mudou, porque eu não me preocupo mais tanto com o outro, não me importa o que o outro vai achar. Isso, atrelado a uma vida pública, me levaria a lugares que eu não gosto, que seria construir uma imagem, uma coisa para foto, para a opinião pública. A ioga me ajudou muito a ser eu, a aceitar o que sou sem precisar ficar me mostrando. E até mesmo com relação a sentimentos, não mascarar sentimentos, não ficar me enganando, ou não criar uma pessoa cheia de opiniões que na verdade não são as minhas.

### Explique melhor isso.

Ah, essa coisa de 'estou feliz, sou feliz', ou 'estou apaixonada, estou na vida', entendeu, essa baboseira que a gente fica falando todo dia para os outros, quando na verdade nem é isso, nem sabe o que é. A gente fala muito, para ser aceito, para ser amado, enfim, eu aprendi um pouco a ficar mais quieta, a ouvir mais antes de emitir uma opinião sobre alguma coisa.

### Isso tem algum reflexo em sua vida atual, na maternidade, no casamento?

Acho que não tem como separar as coisas, pensar, por exemplo: a ioga me fez bem nisso e nisso nem tanto. Ela contempla um universo inteiro, considera tudo, mexe com tudo. Então com certeza minha forma de educar meus filhos, meu jeito de lidar com eles, com meu marido, com minha vida, tudo é refletido, tem influência da ioga.

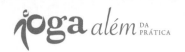

**Você continua fazendo aula com o Cristóvão?**

Não porque agora moro no Rio.

**Esse caso que foi parar em páginas policiais afetou você de alguma forma?**

Ah, me afetou bastante. Perturbou meus familiares, meus amigos, todas as pessoas com quem um dia eu falei do Cristóvão, que conheceram o Cristóvão, que trabalham com ele, foi um susto. Até hoje não sei ao certo o que aconteceu, quer dizer, tem algumas coisas nessa situação que a gente não sabe bem, só quem estava lá é que sabe. Mas acontece que no momento em que se faz essa lavagem o que se tem de fazer é dormir, deitar imediatamente e ficar deitado. Uma das pessoas parece que se levantou, caiu e cortou a boca, começou a sangrar. Quando a mulher do Cristóvão viu achou que a pessoa estava cuspindo sangue. Parece que essa pessoa entrou em pânico, a mulher do Cristóvão se assustou, outra pessoa levantou, começaram todos a levantar e gerou um pânico geral. Em consequência foi todo mundo para o hospital. Sim, foi uma coisa séria, mas eu não tenho como dar opinião sobre isso, não sei muito bem do que se trata, nunca tive nenhum tipo de problema, já fiz vários outros tratamentos, não com essa quantidade de água, mas vários tipos de lavagem, de limpeza. Faço massagem com o Cristóvão, faz tempo que não faço, mas depois da confusão já voltei a fazer.

**Sua relação com ele não foi afetada?**

Não, foi ele que me proporcionou uma transformação enorme. Se ele errou, foi parar na polícia. Estão fazendo uns laudos, levaram material que as pessoas filmaram, enfim, me deixou chateada, mas eu não estava lá, não tenho como dar opinião sobre o que aconteceu naquela noite. Quanto às acusações de abuso e das outras coisas sobre as quais ele foi acusado eu também não sei dizer. Acho que é muito pessoal o que ele pode ter vivido com alguém ou alguém ter vivido com ele. Mas com certeza nesse processo de transformação, quanto mais fraca a pessoa, mais coagida ela é. Há pessoas muito frágeis e dependentes de uma forma geral. Eu nunca precisei até esse ponto do Cristovão, o que eu usei do Cristóvão e ele me usou foi essa experiência de ioga, das massagens, dessas transformações todas. Quanto ao resto, acho que cada um tem que falar de sua experiência. E sobre isso não tenho o que falar dele.

**Como foi a gravidez com a prática, teve alguma diferença?**

Eu pratiquei bastante, mas nos primeiros meses só enjoei, não saí da cama, foi horrível, tomei injeção todo dia, desmaiava, foi um início de gravidez muito complicado. Depois dos quatro meses e meio comecei a praticar um pouco e fui até depois dos sete meses, quando já não conseguia mais encostar as mãos no chão porque a barriga estava muito grande. Nesses três meses foi muito bom, muita respiração, dava tranquilidade, fiz bastante meditação também. Depois do enjoo, até o final a ioga me ajudou muito.

**Ioga influenciou também sua alimentação? Você sempre foi um pouco natureba.**

Como disse, influenciou em tudo, não dá para separar. Nesse caso eu já tinha uma alimentação boa, com a ioga

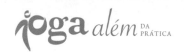

conheci outro universo com as coisas vegetarianas, sementes germinadas, sucos, infusões, chás. Por muitos anos fiquei vegetariana por conta da ioga e quando engravidei decidi que não ia ser mais vegetariana. Senti necessidade de comer algumas coisas que eu tinha parado e enfim, hoje, eu como. Quando tem um churrasco, morro de vontade, mas não como carne em qualquer lugar, não como qualquer tipo de carne. Só como frango orgânico, de granja, procuro ter uma alimentação bem cuidada, eu não como qualquer coisa em qualquer lugar.

**Já teve problemas de ansiedade ou solidão que levassem a comer muito?**

No começo sim, eu era bem mais nova, vim pra cá, tinha uma enorme ansiedade. Mas com ioga melhorei muito, ioga me fez outra pessoa.

**Esteticamente acha que houve algum ganho?**

Acho que sim, em tudo, o corpo fica mais bonito, a postura fica melhor, o olho brilha de outro jeito, não vou dizer cabelo e unha porque não é meu forte, mas acho que houve ganho de tônus muscular, tudo fica mais bonito.

**Em relação aos outros, ao mundo, seja em momentos de aborrecimentos ou no cotidiano, chega a usar seus conhecimentos para respirar ou ter tranquilidade?**

Uso sempre, para tudo. É uma coisa inconsciente, eu não chamo a ioga para mim nos momentos de tensão, a ioga está em mim. Então não me coloco mais em situações que vão me gerar muito estresse, discussão ou briga, dificilmente, raramente, mudei muito da menina brigona para agora. Continuo sendo temperamental, mas melhorei, não me coloco em posições de risco, evito qualquer tipo de atrito, não gosto de brigar, não gosto de discutir, não gosto de elevar o tom de voz, de ouvir grito, não gosto de ouvir briga nem na novela, me incomoda. Talvez seja por causa dessas vivências em que fica todo mundo sem falar, só praticando durante 10 dias. Quando você volta para a civilização – tem que voltar, não é? não tem como viver como um ET – já volta diferente, evitando certos confrontos. Eu moro em um lugar extremamente silencioso, onde não tem barulho de carro, fui encaminhando minha vida para um lugar onde eu queria chegar, não sei se conseguiria chegar ou como chegaria nesse lugar se não fosse através da ioga.

***Você está casada, pode dizer se há alguma diferença em relação a seus namoros antigos, talvez influenciada pela ioga?***

É a primeira vez que eu moro junto. Acho que sim, acho que ajuda a gente a se relacionar melhor de uma forma geral, com uma paciência um pouco maior, uma vontade de fazer a pessoa crescer do seu lado. Acho que só ajuda, a construir um pouco mais, crescer, experimentar, para mim ioga é vital, vou fazer até morrer, sei que vai ficando cada vez melhor.

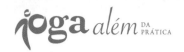

## PRÁTICA

Já que o tema deste capítulo são os outros, vamos sugerir aqui alguns exercícios para serem feitos em dupla ou grupos e alguns toques de massagens – literalmente. Antes que os mais arraigados nos joguem pedra, queremos avisar que isso já é fruto da modernidade, pois como alertamos no princípio, não queremos nos prender apenas aos aspectos tradicionais da prática. A maioria das posturas de ioga pode ser feita sozinha sem muita dificuldade, embora os iniciantes se beneficiem da presença do professor ou dos colegas para ir mais além. Trabalhar com alguém no plano físico também é bom para fortalecer amizade, respeito, confiança e aumentar a entrega – você vai ter de confiar no seu parceiro.

### GUERREIRO NÚMERO 3 – VIRABHADRASANA 3

De pé, estenda os dois braços apoiando-se nas mãos de seu parceiro. Vá inclinando o tronco para a frente e elevando a perna esquerda estendida para trás, procurando ficar o mais paralelo possível ao chão. Mantenha o olhar para baixo para não tensionar o pescoço, procurando manter o abdome firme para poupar a lombar. Permaneça por algum tempo sentindo também a firmeza do outro. Volte lentamente e repita com a outra perna. Depois auxilie seu parceiro da mesma forma.

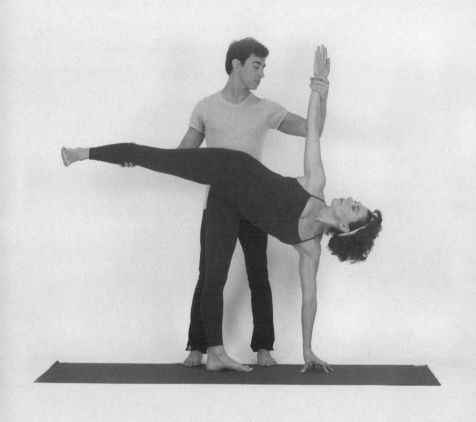

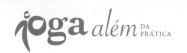

## ARDHA CHANDRASANA OU POSTURA DA MEIA-LUA

De lado, tente colocar a mão direita no chão na mesma linha do pé direito, que fica apontando para a mão. Caso não consiga chegar ao chão use um apoio, pode ser um bloquinho de madeira ou até um dicionário. A perna esquerda se eleva até a altura dos quadris, ficando paralela ao chão. O braço esquerdo se eleva perpendicularmente ao chão, em direção ao teto, sendo sustentado com ajuda de um parceiro, que ainda pode ajudá-lo a manter a perna esquerda elevada. Permaneça o tempo que conseguir e refaça para o outro lado. Depois será a vez de seu parceiro.

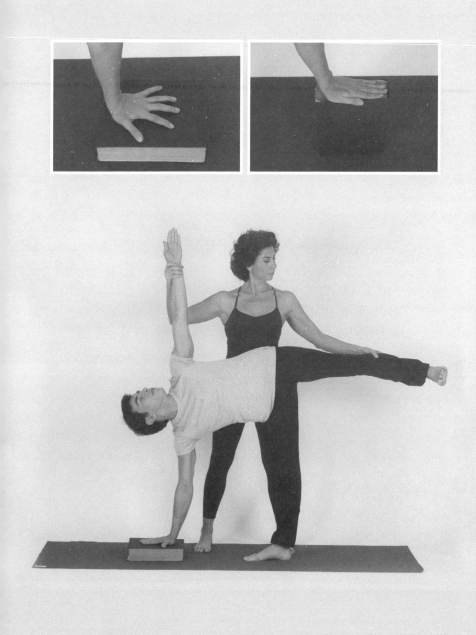

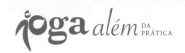

## BHUJANGASANA – POSTURA DA COBRA

Deite-se de barriga para baixo. Coloque as palmas das mãos no chão, próximas às costelas. Mantenha as pernas estendidas e os pés unidos. Eleve a cabeça lentamente, arqueando ligeiramente a coluna para trás, mantendo os cotovelos flexionados. Fique alguns segundos, desmanche e repita.

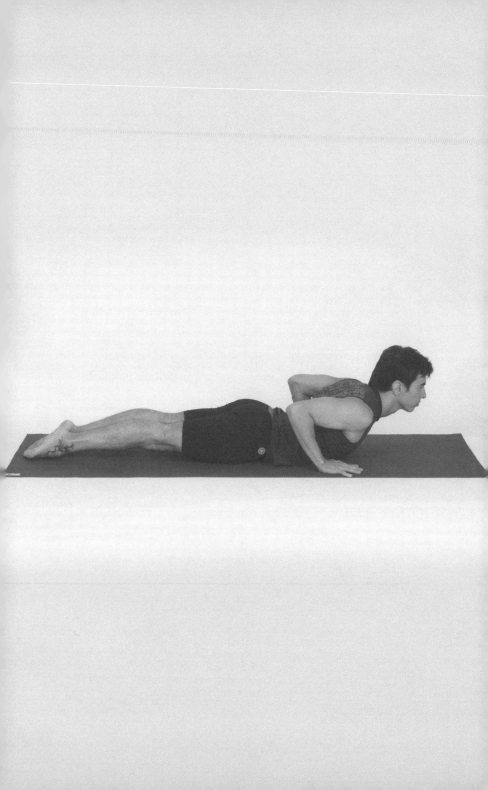

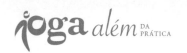

## USTRASANA – POSTURA DO CAMELO

Ajoelhado, afaste as pernas na largura dos quadris. Coloque as mãos neles e incline-se lentamente para trás, escorregando as mãos pelas coxas, podendo chegar aos calcanhares, observando se não há dores na lombar. Permaneça em um ponto onde se sinta confortável com a cabeça inclinada para trás.

Para compensar essas duas posturas que abrem o peito e o coração, fique de joelhos, sentado em cima dos calcanhares, deitando o tronco para a frente para apoiar a cabeça nas mãos na postura da criança, balasana. Seu parceiro ajuda no relaxamento fazendo pequenos círculos com as mãos e dando tapinhas nas suas costas. Depois retribua e faça no seu parceiro.

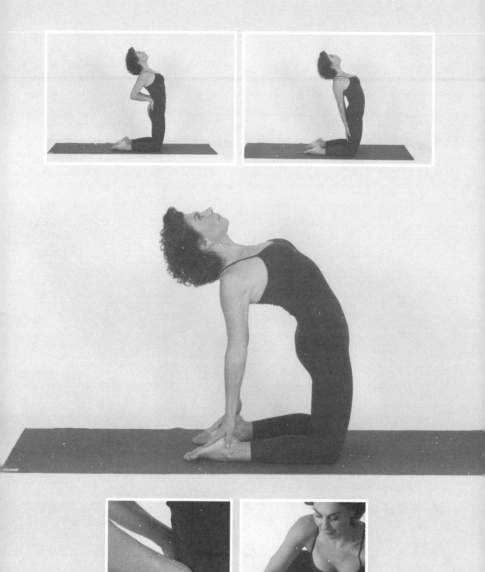
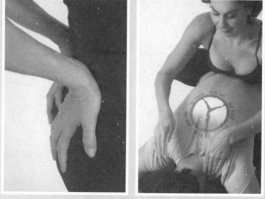

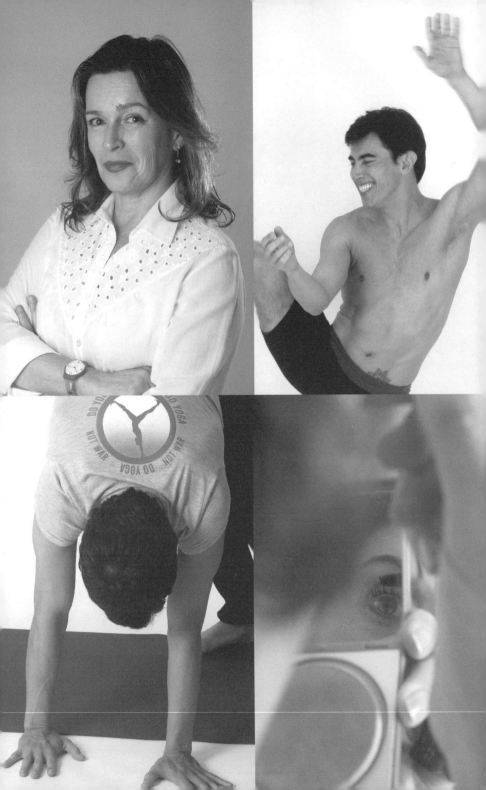